Hans-Joachim Maaz / Dietmar Czycholl / Aaron B. Czycholl

Corona – Angst

Hans-Joachim Maaz
Dietmar Czycholl
Aaron B. Czycholl

Corona – Angst

Was mit unserer Psyche geschieht

Frank & Timme
Verlag für wissenschaftliche Literatur

Umschlaggestaltung unter Verwendung von:
Coronavirus microscopic view © Aldeca Productions – stock.adobe.com

ISBN 978-3-7329-0723-6

Herstellung durch Frank & Timme GmbH,
Wittelsbacherstraße 27a, 10707 Berlin.
Printed in Germany.
Gedruckt auf säurefreiem, alterungsbeständigem Papier.

www.frank-timme.de

Inhalt

Was Sie in diesem Buch erwartet

Psychologie, Psychoanalyse und Psychiatrie sollen dazu beitragen, dass wir das, was in unserem Leben geschieht, besser verstehen. In diesem Buch finden Sie Erklärungsansätze für das Phänomen Corona-Krise und dessen Begleiterscheinungen. Es geht also darum, besser zu verstehen, was eigentlich passiert ist und was noch passiert, und darum, Zusammenhänge herzustellen und Hintergrundfaktoren zu erhellen, denn solange diese nicht bekannt sind, wirken sie umso drastischer.

Hans-Joachim Maaz beschäftigt sich mit der Bedrohungslage, wie sie durch die ausgerufene Corona-Pandemie entstanden ist. Bei den weitverbreiteten Ängsten differenziert er zwischen einer Realangst, einer politisch-medial geschürten Ängstigung und aktivierten individuellen Ängsten des persönlichen Lebens. Maaz sieht die Gefahr, dass Ängste verschiedenster Ursachen allein auf das Virus projiziert werden. Er beschreibt und erklärt die verheerenden Folgen der Corona-Maßnahmen für die individuelle Gesundheit und für das soziale Zusammenleben sowie die Gefahr eines neuen gesellschaftlichen Autoritarismus.

Dietmar Czycholl beschreibt psychologisch auffällige Erscheinungen der Corona-Krise. Ausgehend von den Symptomen »Regression« und »Angst« beantwortet er die Frage: Mit welcher Art von Störung haben wir es zu tun – auf individueller, kollektiver und gesamtgesellschaftlicher Ebene?

Der Kommunikationspsychologe Aaron Czycholl erklärt, wie Masken- und Abstandszwang auf uns wirken. Er betont die für den Menschen existenzielle Bedeutung von Kommunikation und den besonderen Stellenwert der Körpersprache. Eindrucksvoll schildert er die Folgen der Einschränkungen wesentlicher Formen des menschlichen Austauschs und Miteinanders.

Dietmar Czycholl / Hans-Joachim Maaz

Einführung

Was für ein Witz, meine Herrschaften!
Man stelle sich vor:
So ein Witz! So ein Witz!
Was für ein Schwindel! Ahlala!
Welch gigantischer Schwindel!
Eugène Ionesco[1]

Zugegeben: Es hätte einen ja schon beeindrucken können. Neuartiges Virus! Epidemie! Pandemie! Weltweite Bedrohung! Grauenhafte zu befürchtende Opferzahlen! Wenn es nur nicht das gleiche Spiel schon wieder und wieder gegeben hätte: Sars, Schweinegrippe, Vogelgrippe, Zika, Ebola – im Schnitt alle zwei Jahre ein »globaler Gesundheitsnotstand«, am Ende jeweils mit realen Betroffenen- und Opferzahlen, die weit hinter denen der üblichen Grippewellen und Ähnlichem zurückblieben. Man stelle sich vor: Zehnmal hat man die Erfahrung gemacht, dass es nur ein Betrugsversuch war, als jemand anrief und sagte: »Herzlichen Glückwunsch! Sie haben 10.000 Euro in der Lotterie gewonnen! Um das Geld zu erhalten, müssen Sie nur noch 500 Euro auf folgendes Konto überweisen …« Wird man dann beim elften derartigen Anruf darauf hereinfallen und sagen: »Super. ja klar, da überweise ich schnell mal das Geld!«?

Dem könnte eine alte Geschichte entgegengehalten werden: Auch dem Hirtenjungen, der sich zehnmal den Spaß erlaubt hat, die anderen Hirten mit einer falschen Notmeldung, der Wolf sei in die Herde gefahren, aufzuscheuchen, wird niemand mehr glauben – auch dann nicht, wenn der Wolf wirklich einmal gekommen ist. Immerhin sollten die anderen Hirten dann nicht zum elften Mal Panik bekommen. Sie sollten aber auch nicht völlig untätig bleiben. Sie sollten einfach vorsichtshalber und in aller Ruhe nachsehen und sich davon überzeugen, was an der Sache dran ist.

Es ist schon oft darauf hingewiesen worden: Hätte man in einem beliebigen der vergangenen zehn Jahre das Krankheitsgeschehen der Influenzawellen mit der gleichen Intensität beobachtet, wie es im Jahr 2020 mit Covid-19 geschehen ist, hätte man in gleicher Frequenz getestet, kontrolliert, nachverfolgt und »geforscht«, es wären wohl weitaus höhere Infiziertenzahlen registriert worden als bei Covid-19. Dass es im Zusammenhang mit vielen Grippewellen deutlich mehr Todesopfer gegeben hat als bislang bei Covid-19, ist offiziell erfasst worden (z. B. 2017/18 mehr als 25.000 in Deutschland in einem Jahr). Die Sterblichkeitsrate bei Covid-19-Erkrankungen ist aufgrund einer anzunehmenden hohen Dunkelziffer unbekannt. Datenanalysen kommen zu einer fallbezogenen Fatalitätsrate (Infection fatality rate) im unteren Promillebereich, was den Raten bei Influenza vergleichbar ist (Ioannidis, 2020).[2] Kontrollen, Nachverfolgung und mediale Aufmerksamkeit haben jedoch bei den »üblichen« Infektionen niemals ein solches Ausmaß erreicht wie bei Covid-19. Die Behauptung eines Gesundheitsnotstands hat zu überzogenen Maßnahmen geführt und mediale Reaktionen hervorgerufen, die man psychiatrisch treffend als »überwertige Idee« oder mit den Worten des Kriminologen Wolfgang De Boor als »Monoperzeptose«, als pathologische massive Wahrnehmungseingrenzung, kennzeichnen könnte.

Nun heißt es aber, die Maßnahmen seien nicht überzogen gewesen. Im Gegenteil: Sie hätten erfolgreich zur »Eindämmung des Infektionsgeschehens« geführt. Es sei leicht, zu klagen und zu kritisieren, da die Gefahr bereits mit geeigneten Maßnahmen reduziert worden sei. Ohne diese Maßnahmen wäre es wahrscheinlich viel schlimmer gekommen. Die Rede ist vom sogenannten Präventionsparadox. Auch dem kann man eine alte Geschichte entgegenhalten: Herr K., Patient einer psychiatrischen Klinik, steht auf dem Stationsgang, gibt laute Zischlaute von sich und schlägt in alle Richtungen mit einem Handtuch um sich. Der hinzukommende Psychiater fragt ihn: »Herr K., was tun Sie denn da?« Darauf antwortet Herr K: »Ich vertreibe die ganzen Tiger!« Der Psychiater erwidert: »Aber hier gibt es doch weit und breit gar keine Tiger!« und Herr K: »Da sehen Sie, wie gut meine Maßnahmen wirken!«

Es wird befürchtet, dass »Infektionsschutzmaßnahmen« und ihre wirtschaftlichen und psychosozialen Folgen insgesamt zu einer Zahl von Todesopfern führen könnten, die weit über der Zahl der Covid-19-Opfer liegt. Zahlreiche Menschen wurden aus Einrichtungen der Altenhilfe, ja sogar aus Palliativstationen aufgrund von Erkältungssymptomen beziehungsweise zweifelhafter Corona-Testergebnisse auf Intensivstationen verlegt und dort mit Medikation und Intubationsmaßnahmen traktiert, was in hohem Alter und bei Vorerkrankungen mitunter schwer zu überleben ist. Besuchsverbote in Altenheimen haben zu Vereinsamung geführt und Altersdepressionen verstärkt. Menschen wurden ihrer wirtschaftlichen Existenz beraubt, Lebensentwürfe infrage gestellt.

> »Vielleicht werden wir uns fragen lassen müssen, wie wir die medizinische Versorgung jenseits der Vorbereitung einer Versorgung von Covid-19-Patienten so herunterfahren konnten? Wie wir schwer kranken Menschen nur Notfallbehandlungen anbieten konnten? Mit welcher medizinischen Begründung wir Menschen ohne Beisein ihrer Angehörigen an den Folgen von Covid-19 sterben lassen konnten oder Angehörigen das Recht genommen haben, ihre schwer kranken Eltern, Geschwister oder Kinder zu begleiten? Wie wir Menschen, die dringende Hilfe benötigten, durch eine Schließung von versorgenden Einrichtungen, sei es Krankenhäusern, Rehabilitationseinrichtungen oder Beratungsstellen, notwendige Hilfe oder anstehende Behandlungen erschwerten oder den Zugang zum Hilfesystem mit Hürden ausstatteten, die die allgemeine Sicherheit erhöhen sollten, im Einzelfall aber zur Verschlechterung der individuellen Situation führten?« (Batra, 2020)[3]

Generationen von Bundesbürgern sind mit der Gewissheit aufgewachsen, dass das Grundgesetz der Bundesrepublik Deutschland die verbindliche Basis des Lebens in diesem Land darstellt. Angriffe auf dieses Grundgesetz wurden stets mit Vehemenz verurteilt. Politisch Andersdenkenden wurde mit Berufsverboten verdeutlicht, dass der Staatsdienst die Loyalität zum Grundgesetz voraussetzt. Politische Parteien, deren Ziele sich nicht mit dem Grundgesetz vertrugen, wurden verboten oder vom Verbot bedroht. Zuwanderern wurde die Geltung des Grundgesetzes als verbindlich erklärt. Zu diesem Zweck sind in den vergangenen Jahren Ausgaben des Grundgesetzes in verschiedenen Sprachen, z. B. in Arabisch, aufgelegt und verteilt worden. Unter Berufung auf Artikel 13 des Grundgesetzes wurden nun in Anwendung der Bestimmungen des Infektionsschutzgesetzes massive Einschränkungen der garantierten Grundrechte verfügt (z. B. GG Artikel 1,1; 2,1; 2,2; 8,1). Die Einschränkungen der Grundrechte, die seit März 2020 von der Exekutive verordnet worden sind, erfahren mit der mehrheitlichen Annahme des »Dritten Gesetz zum Schutz der Bevölkerung bei einer epidemischen Lage von nationaler Tragweite« im Bundestag nachträglich und zukünftig eine gesetzliche Grundlage, mit der sich die Legislative durch die Feststellung einer Epidemie von nationaler Tragweite selbst entmachtet. Wenn für eine solche Diagnose keine hinreichend evidenzbasierten Kriterien belegt werden, wächst die Gefahr, dass das demokratische Zusammenspiel von Legislative, Exekutive und Judikative aufgegeben wird.

Die Basis dafür bildet die Ausrufung des globalen Gesundheitsnotstands durch die Weltgesundheitsorganisation (WHO) und die Meinung einiger Experten. Bemerkenswert ist in diesem Zusammenhang, dass ähnliche Maßnahmen bei früheren Notstandsausrufungen durch die WHO nicht ergriffen worden sind und dass im Rahmen der politischen Entscheidungsfindung nur wenige Experten gehört wurden, während andere – wohlgemerkt unbestreitbar wissenschaftlich renommierte – Experten und ihre Stellungnahmen systematisch ignoriert worden sind. Die Einschränkung der Grundrechte wurde und wird begründet durch ein angenommenes Primat des Grundrechts auf Leben und körperliche Unversehrtheit (Artikel 2 Abs. 2 GG). Schon bald wurde von Rechtswissenschaftlern und auch vom Deutschen Ethikrat u. a. darauf hingewiesen, dass die Annahme dieses Primats unzutreffend sei. Anderenfalls wäre auch nicht zu erklären, dass es zahlreiche lebensgefährdende Aktivitäten, Verhaltensweisen, Umwelt- und Verkehrsfaktoren gibt, die in der Tat alljährlich Zehntausende Todesopfer fordern, aber dennoch nicht verboten sind (z. B. Straßenverkehr, Alkoholkonsum, Luftverschmutzung u. v. m.). Bei vielen politischen Entscheidungen haben doch offenbar und bekanntermaßen wirtschaftliche Interessen und Einflussnahmen der entsprechenden Interessenten traditionell eine größere Rolle gespielt als das Grundrecht auf Leben und körperliche Unversehrtheit. Die Einschränkung der Grundrechte, die seit März 2020 über Wochen und Monate aufrechterhalten wurde und in wechselnder Intensität bis heute (Dezember 2020) andauert, wäre ohne die wachsende Zustimmung und Unterstützung durch die großen Medien nicht denkbar gewesen. Kritiker der Maßnahmen und ihrer wissenschaftlichen Grundlagen wurden abgedrängt und aus der medialen Darstellung ausgeschlossen. Den vorläufigen Höhepunkt fand diese Ausgrenzungspolitik in stigmatisierenden Bezeichnungen für Kritiker wie »Corona-Leugner«, Beleidigungen wie »Covidioten« und ihrer Identifizierung mit Rechtsradikalen, weltfremden »Verschwörungstheoretikern« u. a. m. Diese mediale Haltung entspricht offenbar den im Strategiepapier des Bundesinnenministeriums »Wie wir COVID-19 unter Kontrolle bekommen«[4] enthaltenen Vorgaben. Zudem wurde von Werbeagenturen eine Kampagne inszeniert, die durch Spots mit launiger Musik, durch Prominenten-»Statements« und durch fortwährende Einblendungen à la »Wir bleiben zu Hause« oder

»Gemeinsam – mit Abstand« die freiheitsberaubenden Maßnahmen verharmlost und schönredet. Das verbindet sich mit der Liebe zu dem Paradox, als Grundlage »solidarischen« und »sozialen« Verhaltens gerade solche Bestimmungen zu verkaufen, die antisozial und separierend wirken, den anderen als potenziell gefährlich und infektiös darstellen und ein Denunziantentum fördern. Während der gesamten Corona-Krise besteht zudem die mediale Tendenz zu einem spezifischen Framing der Darstellungen, die Tendenz zu einer Berichterstattung, die Entsetzen und Angst verbreitet und so eine eingeschüchterte und fügsame Haltung der Bevölkerung erreichen sollte. Eine vergleichsweise kleine Ausnahme bildete die Umformulierung der alltäglichen Meldungen über »Corona-Todesfälle«: Nachdem allzu offenkundig geworden war, dass in diese Zählungen auch Todesfälle eingingen, die völlig andere Ursachen als eine Covid-19-Erkrankung hatten, war fortan die Rede von »an oder mit Corona Verstorbenen« oder von »im Zusammenhang mit einer Corona-Infektion Verstorbenen«. Das Problem des Verhaltens der Mainstream-Medien in der Corona-Krise bedarf umfassender Analysen. Es ist anzunehmen und zu hoffen, dass solche Analysen und vor allem die daraus abzuleitenden Konsequenzen nicht lange auf sich warten lassen werden. Ein Beispiel wollen wir hier genauer betrachten:

Im *Heute-Journal* des ZDF leitet Moderatorin Marietta Slomka am 11. Mai 2020 einen Beitrag über eine Hannah-Arendt-Ausstellung folgendermaßen ein:

> »Wer in diesen Zeiten verstört ist angesichts der Anhänger von Verschwörungstheorien, die sich absurden Behauptungen hingeben, wissenschaftlichen Erkennt-

> nisprozessen verweigern und seriösen Institutionen böse Absichten unterstellen, die von Propagandisten verführt werden oder meinen, man könne ja eh keinem mehr irgendetwas glauben – wer das verstörend findet, mag an Hannah Arendt denken, an einen ihrer vielen berühmten klugen Sätze zu Faschismus und Nationalsozialismus. Zitat: ›Ein Volk, das nichts mehr glauben kann, wird nicht nur seiner Handlungsfähigkeit beraubt, sondern auch seiner Fähigkeit zu denken und zu urteilen, und mit einem solchen Volk kann man dann tun, was man will.‹«

Es soll also der Eindruck entstehen, Hannah Arendt habe mit ihrer Aussage vor der Zerrüttung des Volksglaubens durch irgendwelche Außenseiter und ihre abwegige Kritik an »seriösen Institutionen« und der Wissenschaft gewarnt. Sehen wir das Zitat jedoch nicht aus seinem Zusammenhang gelöst, sondern vollständig, wird deutlich, dass sie vor etwas ganz anderem gewarnt hat, nämlich vor dem Verlust der Pressefreiheit, vor der Vereinseitigung öffentlicher Darstellungen und vor den Lügen der Regierungen und ihrer Erfüllungsgehilfen:

> »Von dem Augenblick an, in dem keine Pressefreiheit mehr existiert, kann alles Erdenkliche geschehen. Was einer totalitären oder sonst gearteten Diktatur ermöglicht, Herrschaft auszuüben, ist die Uninformiertheit der Bevölkerung: Wie sollen Sie sich eine Meinung bilden, wenn Sie nicht informiert sind? Die Wirkung dessen, dass Sie ständig und von allen Seiten belogen werden, ist nicht etwa die, dass Sie den Lügen Glauben schenken,

sondern die, dass keiner auch nur irgendetwas mehr glaubt. Denn es liegt in der Natur von Lügen, dass sie ständig angepasst werden müssen; eine Regierung, die Lügen verbreitet, wird andauernd damit beschäftigt sein, die eigene Geschichte neu zu schreiben. Als Rezipient bekommt man also nicht nur eine Lüge – eine, die uns für den Rest unserer Tage zufriedenstellen sollte, sondern eine Vielzahl von Lügen, je nachdem, wohin der politische Wind gerade weht. Und ein Volk, das nichts mehr glauben kann, kann sich auch nicht mehr zu etwas entschließen. Man hat es nicht nur der Fähigkeit zu handeln beraubt, sondern auch des Denk- und Entscheidungsvermögens. Und mit einem solchen Volk können Sie tun, was Sie wollen.« (Hannah Arendt, Interview mit Roger Errera, 1973, Erstausstrahlung 1974, übersetzt von Iain Galbraith)

Dieses Beispiel zeigt, wie subtil mitunter die Verkehrung der Tatsachen zur Anwendung kommt, wenn es darum geht, Meinungen zu verbreiten und zu etablieren. Mit solchen Verkehrungen haben wir es im Zusammenhang mit der Corona-Krise auf vielfältige Weise zu tun, wie in den Beiträgen dieses Bandes an verschiedenen Stellen deutlich wird. Das fängt schon beim Namen des Seuchenerregers an: St. Corona ist eine Märtyrerin, die – wie in der katholischen Hagiografie und dem entsprechenden Heiligenkult üblich – den Gläubigen als Patronin Hilfe bei allerlei Lebensproblemen bietet: Unter anderem ist sie eine Schutzheilige, die gegen die Seuchen angerufen wird …

Hans-Joachim Maaz

Pandemie – Panikdemie – Plandemie

Das Virus und die Verhältnismäßigkeit der (Zwangs-)Maßnahmen

Als am Anfang der Pandemie durch ein neues, noch unbekanntes Virus eine gefährliche Bedrohungssituation angenommen werden konnte, waren politische Entscheidungen notwendig und Schutzmaßnahmen angemessen. Aber sehr bald wurde erkennbar, dass es sich nicht um ein »Killervirus« handelt, die realen Erkrankungs- und Todeszahlen die verordneten Maßnahmen nicht rechtfertigen und daher als unverhältnismäßig zu beurteilen sind. Der politische, wirtschaftliche, gesundheitliche und psychologische Schaden durch die übertriebenen Anti-Corona-Maßnahmen ist so groß, wie es bislang in »Friedenszeiten« nicht vorstellbar war. Der französische Präsident Emmanuel Macron hat als Erster davon gesprochen, dass wir uns im Krieg befinden. Damit wurden die zu erwartenden destruktiven Schäden erstmals einem Virus oder den angeblich notwendigen Schutzmaßnahmen zugeordnet. Mit den dann folgenden Einschränkungen der Grundrechte, den falschen Informationen, der politisch gewollten Panikmache, der Verhinderung eines wissenschaftlichen Disputes, einer undemokratischen Diffamierung von Kritikern und dem anwachsenden Protest bei zugleich irrwitzigen, nahezu paranoischen Verordnungen wurde erkennbar, dass es nie wirklich um Corona gegangen ist. Die Pandemie ist politisch missbraucht und schlimmstenfalls sogar inszeniert worden. Die von der Regierung und besonders vom Gesundheitsministerium vorgetragene Begründung für die einschneidenden Anti-Corona-Maßnahmen – die Bevölkerung schützen zu wollen und dafür zu sorgen, dass die medizinischen Versorgungsmöglichkeiten nicht überfordert werden – konnte man noch verstehen. Allerdings musste aber alsbald die Redlichkeit der Argumente infrage gestellt werden. Wieso werden gegenwärtig solch belastende und zerstörende Verordnungen erlassen, die es bisher (selbst bei schwereren Grippewellen) nicht gab? Durch die medizinisch-epidemische Situation lässt sich das nicht begründen. Also entsteht der Verdacht einer politischen Strategie.

Wenn man an die Zahl Verkehrstoter (3000 bis 4000 pro Jahr) oder an die tödliche Bedrohung durch multiresistente Keime in den Krankenhäusern denkt (bis 20.000 Tote pro Jahr), müsste man in der Logik der Anti-Corona-Maßnahmen die Teilnahme am Straßenverkehr drastisch einschränken oder das Betreten von Krankenhäusern solange verbieten, bis eine Ansteckungsgefahr mit tödlichen Keimen verhindert werden kann. Das ist kaum vorstellbar, aber durch ein angemessenes Engagement möglich, anders als Corona-Infektionen aus dem normalen Alltag zu verbannen. An dieser Stelle werden die politischen Maßnahmen und die durchgängig medialen Verzerrungen der Realität ausgesprochen fragwürdig, zumal inzwischen erkannt worden ist, dass die Erkrankungsgefahr, die Schwere der möglichen Erkrankung und die Sterblichkeit nicht größer sind als bei den jährlichen Grippewellen. Außerdem weiß man, dass die Gefährlichkeit der Covid-19-Erkrankung mit dem Lebensalter der Menschen und bei bestehenden schweren Vorerkrankungen zunimmt, für einen großen Teil der Bevölkerung aber keine besondere Gefahr besteht.

Daraus ergibt sich ein Fragenkomplex, der zu wenig öffentlich diskutiert wird. Nicht allein die Frage der Verhältnismäßigkeit der Maßnahmen muss gestellt, sondern es muss gefragt werden, warum überhaupt Maßnahmen und Verordnungen erforderlich sind? Warum nicht Informationen, Aufklärung, Beratung und Empfehlungen – ohne Panikmache – genügen, um damit die Verantwortung im Umgang mit einer Gefahr in die Hände eines jeden Menschen zu legen und besonders Hilfsbedürftigen und Gefährdeten eine spezifische Unterstützung anzubieten. Ein solches Vorgehen entspräche den Werten einer freiheitlich-demokratischen Gesellschaft mit dem Recht eines jeden, über die Gefahren und den Schutz seines Lebens selbst zu entscheiden – so wie es auch für die Teilnahme am Straßenverkehr, das Betreiben gefährlicher Sportarten, berufliche Belastungen, stressreiches Leben, Fragen der Ernährung und des Konsums von Alkohol und Nikotin, der Einnahme von Medikamenten und Drogen, die Selbstverantwortung bei Erkrankungen jeder Art und den Umgang mit Sexualität zutrifft. Wieso übernimmt der Staat plötzlich eine generelle Vormundschaft? Wieso lässt sich eine Mehrheit der Bevölkerung zu widerspruchslosen Mündeln degradieren? Hier drängt sich der Verdacht auf, dass verborgene Interessen Mächtiger und eine uneingestandene psychosoziale Abhängigkeit, Bedürftigkeit und Ängstlichkeit vieler Menschen in einer Kollusion verbunden sind. Dieses Zusammenspiel von verheimlichten Interessen und weit verbreiteter verborgener seelischer Verstörung bedeutet eine große Bedrohung eines freien und vielfältigen demokratischen Diskurses.

Krieg gegen das Virus

Der »Krieg« gegen ein Virus ist nicht wirklich zu gewinnen; der »Feind« kann nicht vollkommen vernichtet werden. Wir müssen lernen, mit der Bedrohung zu leben – wie schon immer seit Menschengedenken. Bezogen auf Sars-Cov-2 sind Infektionen und Erkrankungen unvermeidbar. Eine angemessene Prophylaxe und Therapie sind natürlich erstrebenswert. Aber die Kriegserklärung gegen ein Virus hat zu Maßnahmen geführt, die zu einem Krieg der Regierenden gegen die Bevölkerung pervertiert sind. In dem Moment, in dem die Pandemie zu einer Panikdemie verwandelt wurde, entsteht eine nahezu perfide Situation, in der die Zerstörung sozialer, kultureller und wirtschaftlicher Verhältnisse von den betroffenen Kriegsopfern selbst vollzogen werden muss. Und Kriegsgegner werden wie bei allen Kriegen verfolgt und bestraft. Vom »Covidiot« zum »Gefährder« und »Bedroher« und schließlich zum »Deserteur« ist es nur ein kurzer Weg.

Wenn die Kriegserklärung einer Plandemie folgt, sind alle friedliebenden Menschen, voran die Friedensbewegten, herausgefordert, einen Waffenstillstand zu fordern und zu erzwingen – im Sinne von: Stell dir vor, es ist Krieg und keiner geht hin!

Was heißt das bei einer Virusgefahr? Ein Vernichtungsfeldzug ist irreal und erzeugt wesentlich mehr »Kollateralschäden« als virale Kriegsfolgen. Waffenstillstand heißt: Wir müssen die Gefahr als unvermeidbar akzeptieren und damit auch

Erkrankung und Tod, so wie wir auch den verantwortlichen Umgang mit HIV gelernt haben. In Frieden mit dem Virus zu leben heißt: sich gut und umfassend zu informieren und sich nicht nur informieren zu lassen, Schutzmaßnahmen in eigener Verantwortung zu prüfen, anzunehmen oder abzulehnen, das Erreichen einer Herdenimmunität als besten kollektiven Schutz zu befördern und die Verhältnismäßigkeit von Hilfen für sich selbst zu entscheiden und für die Gemeinschaft im demokratischen Diskurs zu klären. Es heißt nicht, Anordnungen unhinterfragt zu befolgen. Wir verbleiben in einem unendlichen Kriegszustand, wenn wir vor einer nie endenden Infektionsgefahr nur angstvoll auf der Flucht sind oder glauben, siegen zu können. Dann droht die Gefahr, dass ein politisch-ökonomischer Plan, die Pandemie und eine Panikdemie nutzend, vollzogen werden kann – ohne eine demokratische Legitimierung.

Indem eine Infektionsangst aufrechterhalten wird, können demokratische Verhältnisse zunehmend in autoritäre Anordnungen verwandelt werden. Wer Demokratie erhalten will, der muss akzeptieren, dass man sich anstecken, dass man erkranken und sterben kann. Keine Regierung dieser Welt und keine Maßnahme können das verhindern. Erst auf der Grundlage einer realitätsgerechten Klarheit können auch – nicht mehr Angst getriggert – vernünftige und verhältnismäßige Schutz- und Behandlungsmaßnahmen getroffen werden. Das ist in erster Linie eine Frage der Selbstverantwortung und der Qualität medizinischer Versorgung.

Symptomatische Maßnahmen (AHA-Regel) sind begrenzt hilfreich, sollten aber auf keinen Fall vordergründig Gegenstand ablenkenden konfliktreichen Streites sein, wie es in zahlreichen Talkshows und Berichten zu beobachten ist. Damit wird der Blick auf komplex-systemische Ursachen verhindert und von den Veränderungen in den globalen politischen und wirtschaftlichen Machtverhältnissen abgelenkt. Wir müssen stattdessen Erkenntnisse über eine gestörte Lebensweise und normopathische Gesellschaftsverhältnisse gewinnen und diskutieren, wie Ernährung, soziale Sicherheit, mitmenschliche Bezogenheit wesentlich verbessert werden können. Wir müssen auch die Zusammenhänge begreifen, durch die unser Immunsystem geschädigt wird und wie es verbessert werden kann. Brauchen wir autoritäre Maßnahmen, um zugunsten einer Herrschaftselite zu überleben oder ringen wir um eine beziehungskulturell verankerte und nicht narzisstisch geprägte Demokratie, um besser miteinander leben zu können?

Krieg belastet und zerstört schließlich alle und alles. Symptomatischer Kampf lenkt ab von notwendiger systemischer Erkenntnis, Verantwortung und Veränderung. Angst schaltet Vernunft aus und fördert Abhängigkeit und führt zum Verlust demokratischer Freiheiten.

Im Mittelpunkt aller Bemühungen um Infektionsschutz sollte unser Immunsystem stehen: nicht nur körperlich-medizinisch, sondern auch seelisch-sozial – was zusammengehört. Und für unser seelisch-soziales Immunsystem, das wir in der Psychotherapie Resilienz nennen, brauchen wir Frieden: zuerst mit uns selbst, um dann auch mit anderen friedfertig zusammenleben zu können. Im Verständnis für unsere eigenen Bedürfnisse und Schwächen entwickeln wir Empathie für andere. Und mit einer guten Selbstakzeptanz werden wir wehrhaft gegen jede Form äußerer Bedrohung.

Geschürte Angst (Panikdemie) führt zur Spaltung der Gesellschaft

Mochte man zu Beginn der Pandemie den Politikern noch zugutehalten, dass in einer schwierigen, unklaren Situation wie dieser auch fehlerhafte Entscheidungen möglich sind, so hat sich die Beurteilung im Laufe der Zeit doch massiv gewandelt. Selbst das Zugeständnis narzisstischer Strukturen, wie sie bei Politikern eher häufig anzutreffen sind und die das Eingeständnis von Fehlern und Irrtümern erschweren, helfen hier nicht weiter.

Fragwürdige Angaben, z. B. zur Teilnehmerzahl bei den Berliner Protesten, die Hetze gegen Demonstranten mit gezielt diffamierenden Etiketten wie »Verschwörungstheoretiker«, »Covidioten«, »Rechtsextremisten«, »Antisemiten«, »Reichsbürger« u. a., peinliche mediale Falschdarstellungen, die umstrittene wissenschaftliche Evidenz der folgenschweren Maßnahmen sind hinreichende Indizien für einen noch näher zu erfassenden Plan einer grundlegenden Neuordnung der Gesellschaft und vermutlich der ganzen Welt – die politisch-medial verbreiteten Informationen sind inzwischen teils so absurd, so leicht als Lügen zu erkennen, dass man nicht mehr nur narzisstische Schutzbehauptungen oder eine hassgetragene ideologische Verzerrung der Realität annehmen kann. Man kann dahinter die Absicht erahnen, die Bevölkerung solle derart provoziert und gespalten werden, dass sie sich immerfort stellvertretend und ablenkend mit der Symptomebene (z. B. Maskenpflicht, potenzieller Impfzwang) beschäftigt. Wenn politisch-medial eine zunehmend feindselige Spaltung der Massen (Maskenfans vs. Maskenverweigerer, Impfbegeisterte vs. Impfgegner, Beschützende vs. Gefährdende) erzeugt wird, kann damit erfolgversprechend von den eigentlichen, den ursächlichen gesellschaftlichen Krisen und Gefahren abgelenkt werden. Zusätzlich wird mit dem Verstreuen von wertbefreitem Geld die Erkenntnis des gesellschaftlichen Kollapses verschleppt und ein denkbarer revolutionärer Protest durch eine vorübergehende finanzielle Hilfe verhindert, weil die Wahrnehmung der realen Existenzbedrohung und drohenden Verarmung suggestiv betäubt wird. Auf der Symptomebene sind die Menschen eingeschüchtert, geängstigt, zum Gehorsam unterworfen und durch Spaltung in Pro und Kontra am wirksamen Protest gegen und an einer Mitbestimmung über die »neue Normalität« gehindert.

Lügen von Politikern sind strafrechtlich relevant, alle politischen Entscheidungen und Maßnahmen müssen juristisch bewertet und gegebenenfalls geahndet werden. Das Versagen der öffentlich-rechtlichen Medienanstalten und der großen Printmedien halte ich für demokratiezerstörend, und die Hetzjagden auf Andersdenkende und Kritiker sprechen für das Wiederaufleben des nie wirklich bewältigten totalitären, extremistischen und »faschistischen« Erbes deutscher Geschichte.

Psychologische individuelle und gesellschaftliche Analyse

Ich will anhand meiner 30-jährigen individuellen und gesellschaftlichen Analysen, wie ich sie in den vergangenen Jahren dargestellt habe (siehe meine Bücher »Die narzisstische Gesellschaft«, »Das falsche Leben«, »Das gespaltene Land«), meine Erkenntnisse psychodynamisch begründet zusammenfassen:

Angeregt durch Wilhelm Reichs »Massenpsychologie des Faschismus« habe ich am Ende der DDR vergleichbare Grundlagen für eine Massenpsychologie des (real existierenden) Sozialismus erforscht. Dabei rückten die Genese, die Symptomatik und die Folgen der sog. »Frühstörungen« des Menschen in den Mittelpunkt. Mit den Erkenntnissen der Entwicklungspsychologie, der Bindungsforschung, der Säuglings- und Kleinkindforschung und der Hirnforschung bekommt die Beziehung Mutter-Vater-Kind in den ersten Lebensjahren einen zentralen Stellenwert für eine gesunde oder gestörte Persönlichkeitsentwicklung des Menschen. In diesem Zusammenhang habe ich mit meinem Team bei etwa 15.000 stationär behandelten Psychotherapiepatienten die Qualität der mütterlichen und väterlichen Beziehungsangebote, die sie erfahren haben, erforscht und mit eingängigen Begriffen und Inhalten qualifiziert. Dabei haben wir die je vier häufigsten Mütterlichkeits- und Väterlichkeitsstörungen differenziert (siehe Seiten 38 bis 41).

Die defizitären oder manipulierenden elterlichen Beziehungsstörungen führen zu einer Selbst-Entfremdung des Kindes, folgerichtig und regelhaft verbunden mit in unserer heutigen Gesellschaft leider unerwünschten und damit unter drückten Gefühlen von Wut, seelischem Schmerz und Trauer, was einen »Gefühlsstau« erzeugt. Ein Gefühlsstau ist eine wesentliche Quelle für Erkrankungen, für krankheitswertige psychische und psychosomatische Symptome und für Verhaltensstörungen und Fehlentwicklungen der Persönlichkeit. Eine durch Erziehung erzwungene Selbst-Entfremdung braucht im weiteren Leben eine ständige Ablenkung und Kompensation.

Wer z. B. durch die Eltern vermittelt bekommt, nicht richtig, nicht gut genug zu sein, den elterlichen Erwartungen nicht zu entsprechen, der wird aus dem verhinderten eigenen Leben heraus große Anstrengungen erbringen wollen, um wenigstens durch Unterwerfung, Anpassung und erfüllte Erwartungen halbwegs überleben zu können. Im angestrengten Überleben kann man dann im Muster elterlicher, schulischer und gesellschaftlicher Anpassungen sehr erfolgreich sein und Anerkennung gewinnen, Karriere machen und sogar reich und mächtig werden. Aber es darf nicht übersehen werden, dass es im Ergebnis falsches (erzwungenes, manipuliertes, verführtes) Leben ist (s. »Das falsche Leben«). Das individuelle falsche Leben wird in aller Regel mit einer privaten Logik begründet und verteidigt, um auf jeden Fall die erlittene Entfremdung zu vertuschen. Eine freie, plurale und liberale Gesellschaft vorausgesetzt, sind dann auch sehr spezielle, verrückte und krasse Privatlogiken des Lebens möglich und geduldet. Sie werden mitunter sogar in einen Kultstatus erhoben. Auf jeden Fall stellen die millionenfach-individuellen Privatlogiken eine ständige Relativierung und einen Ausgleich der Extreme dar, sodass eine freie, vielfältige, tolerante und bunte Welt im falschen Leben möglich wird. Aber dabei sollte nicht vergessen werden, dass dies nur die hysterisierte Abwehr der seelischen Not und eine bunte Maske (!) der Entfremdung ist. Mit zunehmender Gesellschaftskrise droht die Toleranz der Pluralität zunehmend verloren zu gehen.

Bei aller individuellen Freiheit der Abwehr und Kompensation – eine Freiheitsform der Not und nicht einer reifenden Individualisierung – dominiert am Ende immer die Mode, der Anpassungsdruck an den Zeitgeist, die massenpsychologische Verführung zur Anpassung an Gewünschtes, Gefordertes, Anerkanntes, weil keine wirkliche Selbstverständlichkeit, Kraft und Würde für das authentische Selbst aufgebaut werden konnte. Das Selbst bleibt unsicher, defizitär, strukturschwach und versucht, sich durch lernbare Ich-Leistungen zu stabilisieren. So werden die sekundären Nachahmungstendenzen, das soziale Ein- und Unterordnen, die Abhängigkeit von äußerer Bestätigung zu den psychosozialen Grundlagen des Mitläufertums einer Normopathie: Man will unbedingt dazugehören und macht, was »alle« (eine Mehrheit) machen. Man möchte auf keinen Fall negativ auffallen, belehrt, beschimpft oder gar ausgegrenzt werden – das hält ein schwaches, unsicheres Selbst nicht aus! So schützt auch eine nur politisch verfasste und nicht innerseelisch in den Menschen verankerte Demokratie nicht vor einer normopathischen Fehlentwicklung und selbst nicht vor irrationalen bis wahnhaften Einbildungen – wie im Corona-Wahn – und auch nicht vor absolut destruktiven, von den Massen getragenen Verbrechen, wie uns die deutsche Geschichte schon wiederholt gelehrt hat.

Die westlich-kapitalistische Lebensform

Die westlich-kapitalistische Lebensform hat durch Stärkekult, Konkurrenzdruck, Dominanzstreben im ökonomischen Überlebenskampf massenpsychologisch eine narzisstische Normopathie gefördert mit der Dominanz des Finanzkapitals unter Vernachlässigung des Humankapitals, des Sozialkapitals und des Naturkapitals. Narzisstische Störungen sind immer eine Folge frühkindlichen Liebesmangels, meist mit dem Gefühl, nicht richtig verstanden und nicht bestätigt worden zu sein. Dafür steht der weitverbreitete »Muttermangel« bei Defiziten guter Mütterlichkeit, bei zu früher Trennung von Mutter und Kind und bei einer Traumatisierung durch Fremdbetreuung in den ersten drei Lebensjahren, bei der in aller Regel die individuellen Besonderheiten eines Kindes nicht ausreichend erkannt und berücksichtigt und angemessen beantwortet werden können.

Das normopathisch falsche Leben in der narzisstischen Gesellschaft muss unvermeidbar zur Krise führen. Leistungen und Erfolge resultieren nicht mehr aus natürlichen Bedürfnissen mit entsprechender Entspannung bei Befriedigung, sondern wegen der entfremdeten Bedürfnisse entsteht zwangsläufig eine süchtige Entwicklung des immer Mehr, Höher, Weiter, der permanenten Überforderung, eines Stress-Zwanges. Am Ende pervertiert dies in eine betrügerische, kriminelle Wirtschafts- und Lebensform. Im individuellen Leben landet der Mensch mit einer narzisstischen Störung in ernsten psychosomatischen Erkrankungen, in Erschöpfungs-Depressionen und verstörten persönlichen Beziehungen, und mancher versucht sich durch Anhäufung von Macht und Geld vor dem Zusammenbruch von Sinn und Würde zu retten.

Neben den individuellen, aber in der Häufigkeit zunehmenden psychischen und psychosomatischen Erkrankungen, den vielfachen Süchten (nicht nur Alkohol, Medikamente und Drogen, sondern auch mittels Handy, PC, TV, Spiele u. a. m.), den Suiziden, den familiären und sonstigen Beziehungskonflikten, der anwachsenden Gewalt und den sozialen Feindseligkeiten und Diffamierungen, der Kriminalität, dem sexuellen Missbrauch produziert eine narzisstische Gesellschaft unweigerlich destruktive Folgen für die Umwelt, für Tiere und Pflanzen, für das soziale Zusammenleben und die soziale Sicherheit. Sie führt zu einer gestörten und falschen Finanz-, Energie- und Migrationspolitik, weil nicht mehr nach gesunden und vernünftigen Maßstäben geurteilt und gehandelt werden kann, sondern nach den Strebungen eines narzisstischen Größenwahns, der dann ideologisierend und moralisierend die Realitäten nach den gestörten Selbstwertbedürfnissen verzerrt. Mit einer eingeengten Wahrnehmung und dem Zwangshandeln zur Aufrechterhaltung einer narzisstischen Weltsicht führt die Politik mit blinder Sicherheit in eine Krise der Gesellschaft, die bei massenpsychologischer Verweigerung bitterer Wahrheiten den destruktiven Untergang bestehender Verhältnisse befördert. Die narzisstische Gesellschaft ist Kraft des Heeres von abhängigen Mitläufern ebenso wie der einzelne Narzisst selbstmordgefährdet, wenn die bisherigen Ersatzbefriedigungen (Macht, Geld, äußerer Erfolg und äußere Anerkennung, Existenzsicherheit, soziale Stabilität, Amüsement) nicht mehr ausreichend zur Verfügung stehen, um einem instabilen Selbst einen Halt zu geben.

In der Krise der Normopathie verschmelzen die individuellen Entfremdungen des falschen Lebens zu einer kollektiven Rettungsphantasie, die historisch betrachtet durch Aufstände, Putsche, Revolutionen und Kriege realisiert wird, oder – bevor ein blutiger Kampf gewagt wird – durch eine geeignete Führerpersönlichkeit erfüllt werden soll. Antreiber in der Not ist der Gefühlsstau aus früher Entfremdung auf der Suche nach neuen, aber wieder entfremdeten und entfremdenden Kompensationsmöglichkeiten und nicht etwa mit dem Ziel reiferer Lebensformen in einer gerechteren Gesellschaft. Eine solche psychosoziale Reife würde eine ganz persönliche Erkenntnis und Verarbeitung der individuellen Entfremdung bedeuten. Das aber ist sehr viel aufwendiger und belastender, als nur neue Anführer mit neuen illusionären Hoffnungen zu wählen oder Sündenböcke und Feindbilder als angeblich Schuldige zu benennen, die bekämpft und vernichtet werden müssen. Die Betroffenen können nicht erkennen, dass nur ihre eigenen Defizite auf die ausgemachten »Feinde« projiziert werden, das Unerkannte aber unberührt oder sogar verstärkt im Kampf für Veränderung oder für eine vermeintlich gute Sache zerstörerisch weiter wirkt. Weder in der BRD noch in der DDR sind die psychodynamischen Grundlagen schwerster Gesellschaftspathologie des Nationalsozialismus verstanden oder gar aufgelöst worden. Wer sich ratlos und verwundert fragt, wie die Entwicklung seit 1933 massenpsychologisch möglich war, der muss nur die gesellschaftlichen normopathischen Mechanismen der Gegenwart zur Kenntnis nehmen.

Angst ist die wesentliche emotionale Abwehrform gegen die Aktivierung der aufgestauten frühen Gefühle (vor allem zerstörerische Wut, abgrundtiefer Hass, zerreißender seelischer Schmerz und deprimierende Trauer). Eine wesentliche Erkenntnis der Entwicklungspsychologie und der körperorientierten Psychotherapie ist, dass die Inhalte früher seelischer Entfremdung vergessen werden können, aber die Affekte der Traumatisierung weiterwirken und sich in zahlreichen psychischen und körperlichen Symptomen bemerkbar machen können. Solche Symptome wieder in die ursprüngliche Entstehungsgeschichte mit den damit verbundenen Gefühlen zurückzuübersetzen ist eine zentrale Aufgabe von Psychotherapie. Solche frühen Ängste sind mehr oder weniger in fast jedem Menschen ins Unbewusste ausgelagert, aber aktivierbar. So kann jede Realangst, z. B. an einem Virus zu erkranken, vielleicht sogar schwer zu erkranken oder gar zu sterben, latente Ängste aus ganz individuellen Quellen triggern, vor allem, wenn die Realängste hysterisierend aufgebauscht und permanent als sehr große Bedrohung dargestellt werden. Im Umgang mit der Corona-Pandemie ist es sehr auffällig, dass verantwortliche Politiker, Wissenschaftler und Journalisten wider besseres Wissen gegenüber der Bevölkerung grundlos Panik schüren, ja sogar gegen inzwischen erkennbare Realitäten unverdrossen Bedrohungsszenarien und falsche Interpretationen verbreiten.

Die Eliten und die Massen: Kollusion von narzisstischem Größenwahn und narzisstischem Größenklein

Dass der größere Teil der politisch-medialen Eliten psychisch so schwer gestört sein könnte, aus eigener Ängstigung so irrational zu handeln, wie es derzeit offenbar der Fall ist, das übersteigt sogar das emotionale Fassungsvermögen eines Psychiaters mit speziellen Kenntnissen narzisstischer Psychopathologie. Um das Unvorstellbare doch irgendwie erfassen zu können, hilft mir nur eine psychodynamische Gesamtdeutung für das Zusammenspiel einer schwer narzisstisch gestörten und von Macht und Geld süchtig abhängigen Elite mit einer massenpsychologisch wirksamen kollektiven Angst-Psychose einer Mehrheit der Bevölkerung. Es ist die Kollusion zwischen narzisstischem Größenselbst und narzisstischem Größenklein, eine Kollusion zwischen Führung und Abhängigkeit. Das Hauptproblem einer narzisstischen Problematik besteht in der eigenen Selbstunsicherheit und gefühlten Minderwertigkeit als Folge ungenügender oder falscher elterlicher Bestätigung und noch häufiger und schlimmer durch defizitäre Fremdbetreuung in den ersten drei Lebensjahren. So erlebt sich das Kind herausgefordert zu beweisen, dass es doch liebenswert sei, und bemüht sich durch besondere Leistungen, äußere Anerkennung zu erhalten, um den erlittenen Liebesmangel zu kompensieren. Dadurch entwickelt sich eine nahezu süchtige Leistungshaltung (Größenselbst) oder aber auch eine demonstrierte Schwäche (Größenklein), um einerseits Anerkennung zu ergattern oder andererseits, um wenigstens Zuwendung und Versorgung zu erzwingen. Aber weder können narzisstisch erzwungene Erfolge noch kultivierte Bedürftigkeit die eigentliche Liebessehnsucht stillen. In einer Gesellschaftskrise hilft dann das kollektiv-kollusive Zusammenspiel zwischen einer eingebildeten Rettungs-Kompetenz der Machteliten und einer illusionären Rettungsfantasie der Abhängigen, die wirklichen Ursachen der Gesellschaftsproblematik zu vertuschen.

Dabei ist die Annahme einer Covid-19-Pandemie mit einem sehr gefährlichen Virus eine gut geeignete Form, die zu erwartende und berechtigte kollektive Angst bei dekompensierter narzisstischer Normopathie auf einen unsichtbaren Feind zu projizieren, dem man alles Mögliche andichten und von dem man Bedrohliches behaupten kann. Die schon seit Längerem bestehenden Realängste (bei den Themen Umwelt, Klima, Migration, Energie, Finanzen, soziale Situation) als unvermeidbare Folgen eines kollektiv »falschen Lebens« werden durch künstlich geschürte virale Panikdemie auf eine vermeintliche Ursache fokussiert. Eine solch reduzierte Sicht ist in der Schulmedizin weit verbreitet, wenn die Ursachen einer Erkrankung monokausal nur auf Viren, Bakterien, Allergene, Gifte oder auf Stress reduziert werden, ohne die Lebensform, die sozialen und ökonomischen gesellschaftlichen Verhältnisse, innerseelische Konflikte, Strukturstörungen der Persönlichkeit, ja nicht einmal die Immunsituation im Zusammenhang mit der Lebensform zu berücksichtigen. Mit einer solchen reduzierten, im Grunde genommen sehr primitiven Perspektive werden dann Symptome oder die vermeintlichen Verursacher wie Viren, Bakterien, Allergene usw. bekämpft – ohne psychische und soziale Ursachen erkennen zu wollen und heilsam zu verändern.

Die Realangst vor einer Infektion, unverantwortlich politisch-medial und von einigen Wissenschaftlern permanent aufgebauscht und mit fragwürdigen Zahlen geschürt, ist hervorragend geeignet, alle latenten Ängste der Menschen zu aktivieren und dann suggestiv auf eine Virusgefahr zu projizieren. Das heißt, alle innerseelischen Ängste des individuellen Lebens und alle Realängste der Gesellschaftskrise werden jetzt auf eine Virusgefahr projiziert, wie wir das bei Gesellschaftskrisen kennen, wenn Feindbilder gebraucht werden, um einen Krieg anzufachen. Im Krieg gegen ein Virus werden alle gesunden, vernünftigen, der Realität und wissenschaftlichen Erkenntnissen verpflichteten Kritiker zu den vermeintlichen Feinden erklärt, gegen die Krieg geführt werden muss – so werden aus den Protestlern gegen die Anti-Corona-Maßnahmen »Verschwörungstheoretiker«, »Esoteriker«, »Spinner« und »Covidioten«. Und wenn auch Rechtsextremisten, Reichsbürger und Antisemiten bei den Demonstranten gesehen werden, dann wird politisch-medial der eigentliche Protest in ein falsches Licht gerückt. Warum ist das nötig, so fragt man sich? Mit der Diffamierung des Protestes, der Verleugnung potenzieller Erkenntnis und Wahrheit geschieht eine Dehumanisierung, in deren

Schatten dann Menschen, die auf eine bittere, beängstigende Realität hinweisen, leichter bedroht, verfolgt, gemobbt und am Ende sogar getötet werden können. Die Fronten der feindseligen Spaltung sind längst errichtet. Dann geht es nicht mehr um Masken-Gehorsam und Masken-Verweigerung oder bald um Impf-Begeisterte und Impf-Gegner, sondern bereits um »Gefährder«, »Bedroher«. Wer das Narrative der Macht verlässt, gehört auf jeden Fall bestraft, möglicherweise eingesperrt und psychiatrisiert. Das Virus liefert den Vorwand, um Gehorsam, Unterwerfung und Kontrolle zu erreichen, eine tiefreichende gesellschaftliche Konfliktlage auf einen oberflächlichen Streit und Kampf zu heben und eine feindselige und misstrauische Spaltung zwischen den Menschen zur Aggressionsabfuhr zu inszenieren. So wird der verständliche und berechtigte Zorn wegen politisch-ökonomischer Fehlentwicklungen auf die geschickt aufgehetzten Bürger und Bürgerinnen gelenkt, die jetzt stellvertretend in den »Bürgerkrieg« ziehen (sollen). An dieser Stelle ist es wichtig zu verstehen, dass vor allem auch der spezielle Corona-Maßnahmen-Protest gegen das Regierungshandeln und die medialen Lügen gebraucht, ja nahezu gewünscht werden, um von der wirklichen Krise – dem finanziellen, ökologischen und sozialen Kollaps der narzisstischen Gesellschaft – abzulenken.

Jetzt wird verständlich, weshalb die Maßnahmen (Gesichtsmaske, soziale Distanz u. a.) und die Lügen und Diffamierungen so absurd, grotesk und überzogen werden, damit sich Menschen darüber fast zwangsläufig aufregen müssen. Wer immer noch den oft irrwitzigen öffentlich-rechtlichen Nachrichten folgt, ist schwer angstvoll eingeschränkt, und wer dagegen protestiert, ist in der gewünschten Ablenkungsfalle befangen. Für den gewünschten Kampf ums Falsche werden beide Seiten gebraucht. Persönlich sind mir die Lügner, auch wenn sie angstgesteuert sind oder aus Abhängigkeit handeln, sehr unsympathisch, denn sie können als Täter und Mitläufer auch gefährlich sein. Die nach Wahrheit Suchenden sind mir immer sympathisch, weil sie um ihre Würde ringen trotz zu erwartender Abwertung und Verfolgung.

Wer demokratische Verhältnisse erhalten will, der muss fordern, dass die Einschränkung der Grundrechte juristisch überprüft wird. Es ist auch geboten, weitgehend unsinnige, aber gesundheitsgefährdende (Maskenpflicht) und existenzzerstörende (Lockdown) Maßnahmen kritisch zu hinterfragen. Zugleich ist es wichtig, die berechtigten Zweifel und den Protest von getriggerten Affekten aus lebensgeschichtlich begründeten und aufgestauten Einschränkungs-, Unterwerfungs- und Bedrohungserfahrungen frei zu halten, um eine angemessene Kritik üben und realitätsgerechte Forderungen stellen zu können und nicht blind zu werden für Absichten und Entwicklungen hinter der vordergründigen Konfliktsymptomatik.

Die Quellen der Panikdemie

Die mit falschen Informationen erzeugte Massenangst bekommt mit den dadurch aufgewühlten individuellen Ängsten und Verunsicherungen aus frühen verletzenden Traumatisierungen eine psychosoziale Erkrankungsqualität. Hier einige Beispiele, welche mütterlichen und väterlichen Beziehungsstörungen spezifische Ängste auslösen, die im Gefühlsstau gebunden sind und im falschen Leben kompensiert wurden. Wenn das falsche Leben nicht mehr erfolgversprechend weitergeführt werden kann, werden unweigerlich die unterdrückten Gefühle und die die Persönlichkeit prägenden Verunsicherungen wieder aktiv. Dabei ist zu beachten, dass die verletzenden und einschüchternden, die Entfremdung verursachenden Traumatisierungen von den Eltern und Fremdbetreuern direkt ausgesprochen und vollzogen werden können. Sie können aber auch »nur« ihre Einstellung und Haltung gegenüber dem Kind dominieren, sodass nach außen auch alles »in Ordnung« erscheinen mag und das Leid der Kinder verborgen bleibt:

»**Mutterbedrohung**« als eine reale Beziehung oder innere Einstellung der Mutter zum Kind, vermittelt die Botschaften:

- Du bist nicht wirklich gewollt!
- Sei nicht! Lebe nicht!
- Ich will dich nicht!

Mit der folgenden Angst des Menschen, grundsätzlich nicht berechtigt zu sein.

»**Mutterbesetzung**« vermittelt die mütterlichen Botschaften:

- Du gehörst mir!
- Ich brauche dich!
- Nur ich weiß, was für dich gut ist.
- Ich lebe durch dich.
- Du bist mein Lebenselixier.

Mit der folgenden Angst des Menschen, missbraucht zu werden.

»**Muttermangel**« vermittelt die mütterlichen Botschaften:

- Ich habe keine Zeit für dich!
- Ich muss arbeiten und an meine Karriere denken.
- Ich interessiere mich nicht wirklich für dich, ich muss an mich denken.
- Ich habe nichts für dich da, nichts für dich übrig.
- Du überforderst mich.
- Du bist zu anstrengend.
- Belaste mich nicht.
- Nimm mich nicht so sehr in Anspruch.

Mit der folgenden Angst des Menschen, nicht gut genug, nicht richtig zu sein.

»**Muttervergiftung**« vermittelt die Botschaften:

- Sei so, wie ich dich brauche.
- Sei so, dass du mir guttust.
- Sei lieb.
- Ich kann dich nur liebhaben, wenn du so bist, wie ich es möchte.
- Höre auf mich.
- Achte auf meine Bedürfnisse.
- Mache mich zufrieden und glücklich.

Mit der folgenden Angst des Menschen, nicht eigenständig sein zu können (zu dürfen).

Ebenso gibt es spezifische väterliche pathogene Beziehungsangebote und Einstellungen dem Kind gegenüber.

»**Vaterterror**« vermittelt die Botschaft:

- Du störst!
- Du nimmst mir was weg (die mütterliche Zuwendung).
- Ich bin eifersüchtig.
- Du bist zu viel.
- Ich mag dich nicht.

Mit der folgenden Angst des Menschen, abgelehnt zu sein (und ständig abgelehnt zu werden) und sich nicht entfalten zu dürfen.

»**Vatererpressung**« vermittelt die Botschaft:

- Du musst tun, was ich dir sage.
- Du tust, was für dich vorgesehen ist.
- Erfülle meine Erwartungen.
- Kein Widerspruch.

Mit der folgenden Angst des Menschen, Erwartungen nicht erfüllen zu können.

»**Vaterflucht**« vermittelt die Botschaft:

- Ich habe für dich nichts übrig.
- Ich habe keine Zeit, ich habe Wichtigeres zu tun.
- Du interessierst mich nicht.
- Ich mag keine Kinder.

Mit der folgenden Angst des Menschen, notwendige Unterstützungen nie zu bekommen.

»**Vatermissbrauch**« vermittelt die Botschaft:

- Das ist noch nicht genug.
- Das geht noch besser.
- Erfülle meine Erwartungen.
- Streng dich an!
- Ich bin mit dir nicht zufrieden.
- Das kannst du noch schaffen.

Mit der folgenden Angst des Menschen, Leistungen nicht erfüllen und Ziele nicht erreichen zu können.

Ich will aufzeigen, wie die permanente Betonung einer Riesengefahr – eine Panikdemie – dazu führt, dass alle unbewältigten, ängstigenden Erfahrungen aus der individuellen Frühgeschichte spezifisch aktiviert werden können, wobei das Virus als unsichtbarer Feind, der überall lauern kann, die ideale Bedrohung ist. Das Ausgeliefertsein, die relative Hilflosigkeit und Ohnmacht und die reale Bedrohung sind psychosoziale Qualitäten, die die meisten Menschen als Erfahrung aus ihrer frühen Kindheit kennen.

Corona-Maßnahmen machen krank

In den vergangenen Wochen habe ich mit Menschen therapeutisch gearbeitet, die an den Corona-Ängsten und -Maßnahmen erkrankt sind bzw. krankheitswertige Symptome entwickelt haben wie z. B. Panikzustände, Phobien, paranoische Befürchtungen, depressive Verstimmungen, Gefühle von Ohnmacht, Hilflosigkeit, Verzweiflung, aber auch aggressiven Kontrollverlust gegenüber Kindern, Partnern, Freunden und eine Fülle psychosomatischer und Stresssymptome wie Kopfschmerzen, Rückenschmerzen, Schlafstörungen, Appetitslosigkeit, erhöhter Blutdruck, Herzrhythmusstörungen, Unruhezustände und eine Tendenz zu sozialem Rückzug. In der tiefenpsychologischen Bearbeitung dieser Symptome, wenn sie auf Corona-Maßnahmen als auslösende Situation zurückzuführen waren, wurden frühkindliche Erfahrungen erinnert wie z. B.:

- Ich bin bedroht.
- Ich bin ganz ängstlich und unsicher.
- Ich mache Fehler.
- Ich fühle mich schuldig.
- Ich befürchte Vorwürfe und Bestrafung.
- Ich befürchte Ablehnung.
- Ich fühle mich eingeengt und kontrolliert.
- Wem kann ich noch vertrauen?
- Was kann ich noch anstellen?
- Ich fühle mich beschämt.
- Ich habe kein Recht.
- Ich erlebe mich ohnmächtig ausgeliefert.
- Ich leide an der Unterwerfung.
- Ich bin nicht mehr in Resonanz mit der Welt.
- Ich fürchte sozialen Kontakt.
- Ich bin überfordert.
- Ich werde beiseitegestellt.

- Ich werde nicht respektiert.
- Meine Wünsche werden nicht beachtet.
- Mein Erleben wird verhöhnt und bestraft.
- Ich bin nicht richtig.
- Ich werde nicht verstanden.
- Ich bin falsch.

Das sind typische Beispiele für gefühlsbeladenes Erleben, durch die Corona-Situation ausgelöst, aber in der seelischen Tiefe bereits als belastende Erfahrung der frühen Lebensgeschichte abgelagert. Ohne diese Verbindung herzustellen und den aktivierten frühen Stress aus der frühen Beziehungstraumatisierung zu erkennen und therapeutisch zu verarbeiten, drohen zwei verhängnisvolle Entwicklungen:

1. akute Symptome und Erkrankungen, auch ausagierte soziale Konflikte, soziale Ängste, Feindseligkeiten und Gewalt und
2. eine Überbewertung der Covid-19-Situation entweder als ganz große reale Infektions- und Erkrankungsgefahr oder als nur ein großer Betrug mit dunklen politisch-ökonomischen Zielen.

Wenn ein Mensch therapeutisch so arbeiten kann, dass Realkonflikte auf Symptomebene (die Fragen der Infektions- und Erkrankungsangst, des Für und Wider der Gesichtsmaske, Abstandsregel, Impfplicht) verlassen werden können und die jeweilige Position auf tiefenpsychologische Themen und Motive ursächlich bezogen werden kann – also Realgeschehen und tiefenpsychologisches Erleben gut differenziert werden können –, lassen sich die sonst meist feindselig gegenüberstehenden Positionen von Maßnahme- Befürwortern und -Kritikern entschärfen, relativieren und manchmal versöhnen. Ich erläutere das am Beispiel der Gesichtsmaske. Menschen sagen z. B.: Ich trage einen Mund-Nasen-Schutz selbstverständlich oder sogar gern. Dann wird auf der bewussten Ebene meist vorgetragen: um mich oder andere zu schützen. Wenn die Sinnhaftigkeit oder Fragwürdigkeit dieser Einstellung nicht strittig thematisiert wird, sondern nach dem Erleben hinter der Maske geforscht wird, hört man z. B. folgende Aussagen:

Ich trage die Maske,

- weil ich gehorchen möchte,
- weil ich nicht beschimpft werden möchte,
- weil ich nicht bestraft werden möchte,
- weil es alle machen,
- weil ich kein Außenseiter sein möchte,
- weil ich keinen Ärger, keinen Stress haben möchte,
- weil ich nicht auffallen möchte,
- um mich zu verstecken,
- um mich nicht zeigen zu müssen,
- um nicht unangenehm aufzufallen.

All dies Erleben lässt sich auf ursprüngliche (früh-)kindliche Entfremdung beziehen, so z. B., dass man immer gehorchen musste, bei Verweigerung oder Protest bestraft wurde, voller Angst ist, Fehler zu machen, unbedingt dazugehören zu wollen und auf keinen Fall ausgegrenzt zu werden. Überraschend, aber schnell nachvollziehbar waren die Bedürfnisse, sich hinter einer Maske verbergen zu können, weil die bittere frühe

Erfahrung aktiviert worden ist, dass man sich als Kind den Eltern oder Erziehern nicht wirklich zeigen durfte, weil diese bei Ehrlichkeit und Offenheit mit kritischer Belehrung oder Ablehnung reagiert haben. Deshalb nehmen Menschen eine Gesichtsmaske nur allzu gerne an, um der drohenden Gefahr zu entgehen, für ihr wahres Gesicht bestraft zu werden. Im Falle früher »Mutterbesetzung« verbirgt der schizoide Mensch gerne sein Gesicht, um sich vor einem Missbrauch zu erkennender Mimik zu schützen.

Dann gibt es Menschen, die leiden ganz furchtbar unter einem Maskenzwang. Sie gehen deshalb immer seltener aus dem Haus, vermeiden persönliche Einkäufe, bestellen widerwillig z. B. bei Amazon, obwohl sie Online-Käufe eher ablehnen, verzichten so weit wie möglich auf öffentliche Verkehrsmittel und Arztbesuche, verzichten auf Restaurants und leiden an sozialer Distanz und Kontaktsperre. Sie gehen auch ab und an demonstrativ ohne Maske, suchen den Konflikt, streiten, argumentieren und kämpfen um ihre Position. Ihr Widerstand und die Protesthaltung werden meistens wegen der Behinderung der Atmung mit folgenden Symptomen (Müdigkeit, Kopfschmerzen, Erschöpfung) begründet oder als unangenehmes Symbol der Unterwerfung, eines sinnlosen Gehorsams und peinlicher Beschämung empfunden. Die tiefenpsychologische Analyse dieser bewussten Angaben eröffnet schließlich belastende Erfahrungen aus der frühen Entwicklungsgeschichte:

- Ich kriege keine Luft (gemeint als »Freiheit«).
- Ich habe lernen müssen, mich (durch Atem anhalten) zu beherrschen.
- Ich durfte nie toben.

- Ich durfte nie ins Freie.
- Ich durfte nie laut schreien.
- Ich durfte nie meine Meinung sagen.
- Ich musste immer gehorchen, das habe ich satt.
- Ich werde gedemütigt.
- Mir wird die Würde geraubt.
- Ich will (muss) Gesichter sehen können.
- Die Maskierung macht mir Angst.
- Ich weiß im Kontakt nicht, woran ich bin.
- Ich werde eingeengt.
- Ich mache mich zum Trottel.
- Ich verstehe den anderen nicht.
- Ich werde sinnlos bestraft.

Die dazugehörenden konkreten Lebensgeschichten zeigen traumatisierende Erfahrungen von Repression, Gewalt und Kränkung: dass man sich übermäßig zügeln, beherrschen, zurückhalten musste und die eigene Meinung nicht sagen durfte, das »wahre Gesicht« nicht zeigen durfte, sondern Abwertung und Strafe zu erwarten hatte, wenn man sich nicht mehr verstellt und verborgen hat. Der Frust darüber war im Laufe des weiteren Lebens durch Vergessen und Verdrängen der demütigenden Erfahrungen beruhigt worden, kehrt aber als belastende Erinnerung durch die Maske wieder ins Bewusstsein zurück. So entsteht die Einstellung: Nein, nicht schon wieder! Es reicht! Ich lasse mich nicht mehr so sinnlos und unberechtigt einschüchtern.

Integration statt Spaltung

Am 1. Oktober 2020 schreibt Frank Schmiechen bei Stern.de:

> »Denn die Maske ist nicht das Zeichen der Unterdrückung, sondern ein Zeichen der Freiheit. Die meisten Deutschen beweisen jeden Tag mit einem Stück Stoff, dass sie gewillt sind, der Vernunft zu folgen. Zur menschlichen Vernunft gehört es, die persönliche Freiheit aus eigenem Willen in einigen Aspekten zu beschränken, wenn es einem höheren Ziel dient. Das ist höchster Ausdruck staatsbürgerlicher Verantwortung, des Vertrauens in die Demokratie und gelebter Moral. Millionen Menschen in Deutschland sind dieser Verantwortung gerecht geworden.«

Dieser Meinung stelle ich eine andere Meinung gegenüber:

Die Maske ist vor allem ein Symbol der Unterwerfung, da es keine gesicherten Beweise für einen wirksamen Gesundheitsschutz gibt. So beweisen die meisten Deutschen jeden Tag mit einem Stück Stoff, dass sie aus Angst und Gehorsam selbst zweifelhaften, zum Teil sogar gesundheitsgefährdenden Maßnahmen folgen und aus Einschüchterung ihre Vernunft aufgeben.

Zur menschlichen Vernunft gehört es, die persönliche Freiheit zu verteidigen und jedes »höhere Ziel«, mit dem eine Freiheitsbeschränkung gefordert wird, kritisch zu überprüfen. Das ist höchster Ausdruck staatsbürgerlicher Verantwortung und aktiv gelebter Demokratie. Millionen Menschen in Deutschland werden dieser Verantwortung wieder einmal nicht gerecht.

Als Psychotherapeut bin ich mit folgender Einstellung immer um Integration bemüht: Die Maske ist ein Symbol, das für vielfache Projektionen benutzt wird: einerseits für Gesundheitsschutz, Sicherheit, Vernunft und sogar für ein Zeichen der Freiheit und andererseits für Unterwerfung, Gehorsam, Anpassung, für Angst und Ängstigung. Für alle diese Begründungen gibt es Indizien, aber keine gesicherten Belege, die die anderen Interpretationen ausschließen. Für jeden Maskenträger oder -verweigerer spielen ganz individuelle, zumeist sogar unbewusste Motive für seine Einstellung zur Maske eine entscheidende Rolle.

Jeder sollte die psychosozialen Quellen seiner Ansicht zu Vernunft und Moral erforschen, um Freiheit im Denken und Handeln – frei von unbewussten Zwängen und Interessen – zu erreichen und damit Verantwortung für den Erhalt seiner Gesundheit und demokratischer Verhältnisse zu übernehmen und eine Spaltung in der Gesellschaft überwinden zu helfen. Das verstehbare Für und Wider einer Gesichtsmaske ist eine demokratische Herausforderung für einen ergebnisoffenen Diskurs. Eine real gelebte Demokratie beweist sich in der Fähigkeit, auf Projektionen zu verzichten und realitätsnahe Entscheidungen in dynamischer Veränderung treffen zu können.

Komplexe Fragen mit einem einfachen Ja oder Nein zu beantworten ist nicht sinnvoll, insbesondere dann nicht, wenn sich Zeiten, Umstände und Erkenntnisse verändern und Antworten noch komplizierter werden. Spätestens dann ist es notwendig, die eigenen Antworten zu überprüfen. Aktuell sollten bezogen auf die Bedingungen und Folgen für das Tragen einer Gesichtsmaske ständig folgende Fragen neu beantwortet werden: Wer und wann, warum, wo und wie lange einen Mund-Nasen-Schutz tragen sollte, auch welche Gesichtsmaske überhaupt sinnvoll ist und wie sie richtig benutzt wird? Das ist allerdings wesentlich anspruchsvoller als aus Unwissen, Unsicherheit, seelischen Abwehrgründen, politischem Interesse, Denkfeigheit und -faulheit ein für alle Mal an einem Pro oder Kontra festzuhalten.

Die Meinungen der Menschen stimmen selten vollkommen überein. Wenn dem so ist, sind sie einer Kollusion von Meinungsführung und Gefolgschaft verdächtig. In aller Regel sind wir unterschiedlicher Meinung, geprägt durch unsere individuelle und gesellschaftliche Sozialisation und unsere Interessen und Bedürfnisse. Das soziale Zusammenleben wird durch Entweder-oder beschwerlich bis feindselig und im Sowohl-als-auch spannend, interessant und entwicklungsfördernd. Pro und Kontra kann aber einem Dritten helfen, aus Gegnerschaft zur Integration zu finden. Integration ist Beziehungskultur: Beide Seiten haben immer recht und unrecht. Ich finde für mich aus den verschiedenen Positionen, was für mich am ehesten stimmt und meiner Realität entspricht. Ich denke und handle so, weil … So entsteht eine subjektiv begründete Überzeugung und Wahrheit in ewiger Auseinandersetzung mit sich verändernden Lebensbedingungen. Diese selbstorientierte, kritische und dynamische Auseinandersetzung ist die beste Voraussetzung, auch anderen das Recht auf eine subjektive Wahrheit zuzubilligen.

Integration ist die permanente Abwägung und Klärung unterschiedlicher Ansichten, Erfahrungen und Möglichkeiten in sich selbst. Indem dabei auch unangenehme, peinliche, schuldige, verletzte und begrenzte Ich-Anteile erkannt und mit Verständnis für die eigene Lebensgeschichte mit individueller Besonderheit und Begrenztheit angenommen (integriert!) werden, ist auch die Integration anderer, fremder Ansichten ohne

Ausgrenzung, Verfolgung und Diffamierung möglich. Selbsterkenntnis und Selbstakzeptanz sind der Boden für Selbst- und Fremdintegration. Selbsthass heißt immer auch Fremdhass und verhindert Integration. Politik, Geld und schon gar nicht Ideologie und Moral können ohne diese psychosozialen Voraussetzungen wirkliche Integration ermöglichen. Ohne eigene innerseelische Integrationsarbeit missraten Integrationsforderungen zur Propaganda, dienen der Abwehr des eigenen Unintegrierten und erreichen bestenfalls eine geheuchelte, auf Vorteile bedachte Anpassung mit Erpressungstendenz.

Eine kollektive psychotische Panikdemie

Die kumulierte Panik aus Realangst, suggestiv-manipulierter politisch-medialer Ängstigung und aktivierten Individualängsten erklärt die wahnhafte, die kollektiv psychotische Panikdemie mit typischen Symptomen:

- Verweigerung der Realität,
- unbeirrbare Überzeugung und ein unbeeinflussbares Festhalten an den viralen Angstinhalten,
- hartnäckige Abwehr gegen Aufklärung,
- Unfähigkeit zum Disput,
- Unfähigkeit, Konflikte zu erleben, auszuhandeln und zu lösen,
- Verehrung besonders entschlossener Führer,
- unbedingter, blinder Gehorsam,
- Feindseligkeit bis Gewalttätigkeit gegen jede Bedrohung des Wahngebäudes durch Andersdenkende.

Mit der Behauptung, wir befinden uns am Anfang oder mitten in einer Pandemie, wird verschleiert, dass wir uns inmitten einer schwerwiegenden Gesellschafts- und Weltwirtschaftskrise im Sinne des Zusammenbruchs der narzisstisch-normopathischen Gesellschaftspathologie befinden, verbunden mit der unvermeidbaren Dekompensation des individuellen falschen Lebens. Die ausgerufene Pandemie, umfassend geschürt zu einer Panikdemie, ermöglicht die Organisation einer Plandemie. Die Menschen sind weltweit eingeschüchtert, geängstigt, mit der Verleugnung und Regulation der individuellen Ängste abgelenkt und beschäftigt, durch wertbefreites Geld wie mit Drogen vorübergehend beruhigt und durch überzogene Maßnahmen (Gesichtsmaske) zur Unterwerfung gezwungen und am Protest durch Strafandrohung gehindert.

In der Psychiatrie behandelt man eine psychotische Störung durch Medikamente, soziale Betreuung und notfalls durch Zwangsmaßnahmen, um dem Erkrankten und seine soziale Umwelt vor selbst- oder fremdschädigendem Handeln zu schützen. In der Panikdemie-Gesellschaft werden riesige Geldmengen zur Beruhigung eingesetzt. Die soziale Betreuung wird als Sorge um die Gesundheit suggeriert und durch Zwangsmaßnahmen (Gesichtsmaske, Abstandsregel, Quarantäne mit der Androhung, Verweigerer einzusperren oder in die Psychiatrie einzuweisen) durchgesetzt. Die diffusen, inhaltlich ungeklärten Ängste der Gesellschaftskrise und die nicht mehr ausreichend kompensierten frühen Ängste werden durch die ausgerufene »Pandemie« und die autoritären politischen Maßnahmen auf eine Erkrankungsangst fokussiert. Die Pandemie-Angst ist dann ein scheinbares »Therapeutikum« gegen die drohenden Ängste der Gesellschaftsveränderung und gegen die aktivierten Frühstörungsängste.

Eine solche Schein-Therapie ist aber nur die projektive Symptom-Verschiebung, um die wirklichen Ursachen des politisch-ökonomisch falschen Lebens nicht erkennen zu müssen. Hier bedienen die massenpsychologisch wirksamen Verleugnungstendenzen der Selbstentfremdung aus frühester Kindheit die politisch-medialen Realitätsverzerrungen und Hoffnungsillusionen.

Nutznießer des Zusammenbruchs

Aus dem Zusammenbruch des individuellen wie gesellschaftlich falschen Lebens verstehen die Nutznießer dieser Verhältnisse, zu ihren Gunsten eine neue Weltordnung, eine »neue Normalität« zu schaffen. Wer jetzt zu Recht besorgt und verunsichert ist und die Einschränkungen der Grundrechte für nicht verhältnismäßig erkennt und die Anti-Corona-Maßnahmen mehr als einen Unterwerfungszwang als einen Gesundheitsschutz erlebt, könnte bei wachsender sozialer Verbundenheit Teil einer Avantgarde werden für das wirklich notwendige Ringen für eine gerechtere, menschlichere Zukunft. Politisch-medial wird eine Spaltung der Gesellschaft angestrebt, sodass sich auf der Symptomebene Mitläufer und Protestler feindselig gegenüberstehen.

Dieses Bemühen, die Bevölkerung gegeneinander aufzubringen, ist bereits durch die Migrations- oder Klimapolitik, durch ideologisierte und moralisierende Polemik zur Geschlechtsidentität, Sexualität, Gender-Sprache, Kinderbetreuung, Familie, Rasse, Nation in Stellung gebracht worden und erfährt durch die Corona-Politik eine kaum noch auflösbare

Spaltung, weil Angst über Vernunft dominiert. Wenn man Pro- und Kontra-Diskutanten erlebt, kann man die Unbeirrbarkeit einer einseitigen, aber bemüht rationalen Logik beobachten, die eine andere Position der absoluten Irrationalität überführen will. Beide Seiten benutzen ihre Argumente immer auch unbewusst zur Abwehr der individuellen Entfremdung und durch die polaren Gegensätze gemeinsam zur Erkenntnis-Abwehr der Systemkrise. Das heißt, weder die politischen Maßnahmen noch der Protest dagegen retten aus der Krise oder helfen gegen das falsche Leben.

Corona wird benutzt, um eine Front um die Maßnahmen auf Symptomebene herzustellen und von der eigentlichen Problematik abzulenken. Entweder verhilft die Panik, eine totalitäre, globalisierte Weltherrschaft zu etablieren, oder es gelingt, durch Überwindung und Klärung der Ängste Möglichkeiten für menschlichere, demokratisch-subsidiäre Lebensformen zu finden. Für dieses Ringen stehen alle politischen, ökonomischen, kulturellen, sozialen, psychologischen und religiösen Disziplinen in der Verantwortung.

Aus psychotherapeutischer Perspektive gibt es dabei eine zentrale Aufgabe und Verpflichtung: die Bedingungen für Schwangerschaft, Geburt und Frühbetreuung von Kindern so zu optimieren, dass keine wesentlichen Selbst-Entfremdungen mit allen späteren Persönlichkeitsstörungen verursacht werden. Dazu bedarf es eines entsprechenden politischen Willens für eine angemessene finanzielle und politische Unterstützung des Eltern-Seins, um möglichst beste Mütterlichkeit und Väterlichkeit erreichen zu können. Das ist genau das Gegenteil, was familienpolitisch und durch eine zu frühe Fremdbetreuung von Kindern gegenwärtig politisch-medial gewollt ist.

Die Antwort auf die Frage, weshalb gegen alle wissenschaftlichen Erkenntnisse das Wohl der Kinder gefährdet und ihre Entfremdung durch eine zu frühe Fremdbetreuung von häufig noch ungenügender Qualität weiterhin politisch gewollt wird, erkläre ich mir aus der narzisstischen Beeinträchtigung mit angstpsychotischer Abwehr der politischen Entscheider. Macht zerstört Empathie, oder empathiegestörte Menschen kommen an die Macht. Diese ordnen dann eine – meiner Meinung nach – bereits strafrelevante Kindesmisshandlung durch Anti-Corona-Maßnahmen in Kindergärten und Schulen an, die z. B. neben Atembehinderung auch eine ängstigende Einschüchterung mit sich bringen. Dadurch wird die körperliche und seelische Entwicklung der Kinder nachhaltig beeinträchtigt. So wird mit Nachdruck eine Fehlentwicklung bei Kindern befördert, um die potenzielle Erkenntnis der eigenen Persönlichkeitsprobleme der Verantwortlichen zu verhindern, die von unverstellten, lebendigen, lust- und freudeorientierten Kindern drohen könnte. Nur das gehemmte, eingeschüchterte, gehorsame Kind setzt das falsche Leben der Erwachsenen fort und garantiert den Fortbestand einer normopathischen Gesellschaft.

Dass die politisch-medial gewollte und geschürte Panikdemie Symptom einer narzisstischen und abhängigen Persönlichkeitsproblematik der Eliten ist, daran habe ich nach Kenntnisnahme der Realitätsverzerrungen keinen Zweifel. Ich halte auch den Protest gegen die Anti-Corona-Maßnahmen für berechtigt, notwendig und Teil eines demokratischen Diskurses. Es geht dabei nicht um das Leugnen einer Virus-Gefahr, sondern um den gesellschaftlichen Umgang mit einer Gefahr und Bedrohung. Im Protest werden Realität und Wahrheit eingefordert, aber auch verstörte Bedürftigkeit aus entwicklungspsychologisch früher Entfremdung ausagiert. So sind die einen bemüht, die damals schon und heute erneut verletzte Würde im Protest zu wahren. Andere agieren ihren Gefühlsstau aus, indem sie nun stellvertretend ihre Wut und Empörung, die Verzweiflung und Ohnmacht gegen die Pandemie-Maßnahmen richten und dabei gegenwärtige Diktatur mit erlebter früher Repression vermengen. Die allgemeine und sehr bedrohliche Gesellschaftskrise wird auf Corona-Symptomebene zu einer fokussierten Spaltung der Menschen in abhängighörige Mitläufer und protestierende Gegenläufer reduziert. Das heißt aber nichts anderes, als dass Corona-Diktatur und Corona-Protest zusammengehören als zwei Seiten einer neuen primitiv-fokussierten Spaltungsabwehr.

Lösungen

Wenn wir davon ausgehen, dass die realen weltweiten Bedrohungen unseres Lebens durch die ungelösten Konflikte – Umweltzerstörung, Klimaveränderung, Überbevölkerung, unkontrollierte Migration, pervertierte Finanzherrschaft, ungelöste Energieprobleme, Wassermangel, Armut, Seuchen und Hunger – bislang nicht gelöst werden konnten, dann wird nachvollziehbar, dass jene, die die Machtmittel haben, sich im Überlebenskampf retten wollen. Ein angestrebtes totalitär-globalisiertes, politisch-ökonomisches System ist die folgerichtige Zuspitzung der bestehenden narzisstischen Normopathie mit dem illusionären Größenwahn, die Welt so verbessern und retten zu können. Ich bin davon überzeugt, dass Persönlichkeiten der Geld-Macht so denken müssen und von ihrem Handeln überzeugt sind. Die Protestler können nicht erwarten, das verlorene Leben unverändert wieder zurückzugewinnen – also das falsche Leben ante Corona fortführen zu können, sondern sollten ihren Protest in ein Ringen um bessere, natürlichere, gerechtere, weniger entfremdete Lebensformen transformieren. Dabei steht für mich die Optimierung der Frühbetreuung der Kinder und eine Beziehungskultur des Erwachsenen-Lebens auf der Grundlage einer innerseelischen Demokratie an vorderster Stelle.

Beziehungskultur ist die Fähigkeit, wirklich zuhören zu können, verstehen zu wollen, nicht belehren und abwerten zu müssen, sich immer auch selbst als Problemträger bei allen Konflikten zu verstehen und Andersdenkenden potenziell auch Richtigkeit und Wahrheit zuzubilligen. Eine innerseelische Demokratie wird erreicht, wenn eigene Fehler, Irrtümer, Schwächen und Begrenzungen, auch schuldhaftes Verhalten erkannt und reguliert werden können und so keine Feindbilder und Sündenböcke mehr gebraucht werden, auf die die eigenen seelischen Defizite und Verstörungen projiziert werden. Unsere bestehenden, nur äußeren – politisch verfassten – demokratischen Verhältnisse sind weit von diesem Zustand entfernt und kommen ohne Spaltung und Feindbild-Denken nicht aus. Bei Herrschaft einer Übermacht kann man als Mitläufer Täter werden oder sich im Protest und Widerstand zu einem Opfer machen. Leider ist die Entscheidungsfreiheit bei den meisten als Folge ihrer Frühstörungen eingeschränkt, und das Täter- oder Opfer-Sein lässt sich zum größten Teil mit früh erzwungenen Persönlichkeitsmerkmalen erklären. Aber kein Mensch ist aus der eigenen Verantwortung entlassen, über Sinn, Würde und Schuld seines Lebens zu reflektieren, eventuell notwendige Veränderungen anzustreben und schließlich in Selbstverantwortung zu entscheiden.

Hans-Joachim Maaz

Corona-Hysterie als Symptom narzisstischer Destruktivität

Was bedeutet Narzissmus?

Ich möchte die zwangsläufige Destruktivität des Narzissmus verständlich machen:

Eine narzisstische Persönlichkeitsproblematik bis -störung ist die Folge mangelhafter Anerkennung und Bestätigung in der frühesten Kindheit (»Muttermangel«). Die nicht erfahrene Liebe versucht das Kind durch der Mutter bzw. den Eltern gefälliges Verhalten doch noch zu erreichen. Aber alle Bemühungen, mit Ich-Leistungen doch geliebt zu werden und das Selbst-Defizit zu heilen, müssen illusionär bleiben – weil man sich Liebe nicht verdienen kann. Sie kann nur geschenkt werden! Es geht um die Liebesfähigkeit und Liebesbereitschaft der Eltern – die gegeben sind oder nicht und natürlich durch äußere Bedingungen gefördert oder behindert werden können. Mit den Sekundär-Bemühungen des Kindes kann es auch nur sekundär bestätigt werden, immer in Abhängigkeit von den abgelieferten Leistungen.

So entwickelt sich der Narzisst zu einem Leistungsträger in einer narzisstischen Gesellschaft. Alle Erfolge, Anerkennungen und Bestätigungen dienen dann dem Überleben und nicht dem originären Leben. Ein erfolgreiches Überleben kompensiert nur ersatzweise die grundsätzliche Kränkung durch mangelnde Liebe. Da aber der eigentliche Wunsch nach wirklicher Liebe nicht erfüllt wurde, gibt es auch keine echte entspannende Befriedigung durch die späteren Anstrengungen, einen Liebeswert beweisen zu wollen. Es bleibt nur ein ewiges, letztlich süchtiges Bemühen, das längst verlorene Glück irgendwie überdecken zu können. Viele finden eine ersatzweise Anerkennung durch Helfen und kleine gute Taten. Nicht ohne Grund erschöpfen sich Menschen durch psychosoziale Dienstleistungen häufig im Helfersyndrom, weil sie mit unbegrenzter Zuwendung ihr eigenes schmerzliches Defizit ständig zu betäuben versuchen und unendlich geben, ohne je zu bekommen, wessen sie so bedürftig sind. Dann sind Anerkennung, auch Geld und Macht nur Beruhigungs- und Ablenkungsdrogen. Auch ein gespendeter Beifall ist keine Liebe, entlastet aber die Claqueure von der schmerzlichen Erkenntnis eines sinnlosen oder sogar letztlich verhängnisvollen Bemühens auf Symptomebene. Dabei müssten die grundsätzlichen und systemischen Ursachen für die strukturelle Lieblosigkeit in der Kindheit – politisch-ökonomisch und ideologisch begründet – gefunden und geheilt werden.

Das süchtige Bemühen führt früher oder später in eine körperliche, seelische oder psychosomatische Erkrankung (z. B. Herzinfarkt, Erschöpfungsdepression/Burn-out, Krebs u. a.). Wenn der Sinn und Wert der bisherigen Ersatzleistungen verloren geht durch wirtschaftliche Entwicklungen – z. B. durch Digitalisierung, Globalisierung, psychosoziale Krisen (Arbeitslosigkeit, Berentung, Scheidung, Krankheit) und bei gesellschaftlichen Veränderungen –, dann wird der Narzisst seiner bisherigen Erfolge beraubt. Er muss sich sehr schnell umstellen, um sich den veränderten Bedingungen wieder erfolgversprechend anzupassen. Das erklärt das Wendehals-Syndrom, wenn z. B. ehemalige Nazis oder SED-Funktionäre und Stasi-Mitarbeiter von einem Tag auf den anderen zu »Demokraten« werden.

Die politisch-mediale Fokussierung der Angst

Ich habe keinen Zweifel, dass man sich mit dem Virus Sars-CoV-2 infizieren kann, krankheitswertige Symptome entwickeln, auch schwer erkranken und an der Infektion sterben kann. Nachdem allerdings im Verlauf der Pandemie erkannt werden konnte, dass die Infektionszahlen nicht gleich Erkrankungen sind, dass schwere Krankheitsverläufe selten sind und statistisch keine Übersterblichkeit vorliegt, muss die Verhältnismäßigkeit aller Anti-Corona-Maßnahmen zwischen Nutzen und Schaden kritisch geprüft werden. Dass eine solche Überprüfung vonseiten der Verantwortlichen nicht durchgeführt, politisch offensichtlich sogar aktiv verhindert und massenpsychologisch mehrheitlich nicht wirksam eingeklagt wird, fordert eine deutende Erklärung. Ich sehe hier ein destruktives Zusammenspiel narzisstischer Störungen im Größenselbst der verantwortlichen Entscheider und im Größenklein der abhängigen Bevölkerungsmehrheit.

Reale Infektionsangst, aktiv politisch medial geschürte Ängstigung und getriggerte individuelle psychosoziale Ängste verschmelzen zu einer hysterischen Kollektivangst auf der Grundlage narzisstischer Verwundbarkeit (Vulnerabilität).

Die gehorsam-ergebenen, aber auch die begeisterten Maskenträger – bei einem äußerst zweifelhaften Virenschutz durch die sog. Alltagsmasken – lassen die Deutung zu, dass ein Mund-Nasen-Schutz zu einem projektiven Objekt von unbewusst-seelischen Vorgängen gemacht wird. Es ist sowohl eine nach außen projizierte Angst: »Ich fürchte mich!« als auch eine aggressive Ängstigung eines jeden Gegenübers: »Vorsicht, ich bin gefährlich!« Die Corona-Politik hat es geschafft, die Ängste von Menschen, ihre Unsicherheit und Abhängigkeit in der Maske sichtbar werden zu lassen. Wir Psychotherapeuten wissen, dass Menschen an unterdrückten Ängsten individuell erkranken können. Jetzt fokussiert der Maskenzwang alle Ängste auf eine kollektive Infektionsgefahr. Damit werden alle angstvoll abgewehrten persönlichen Konflikte und sozialen Probleme durch ein allgemeines Gefahrensymbol überdeckt und nicht mehr als individuelles und gesellschaftliches Thema erkannt. Eine selbstverantwortliche Bewältigung anstehender Probleme wird praktisch durch die Dominanz der Corona-Ängste verhindert.

Die politisch-medial hysterisierte Externalisierung der Ängste wird mit ihren einschränkenden und destruktiven Verordnungen zur eigentlichen psychischen, sozialen und wirtschaftlichen Gefahr. Das Gesellschaftssystem zerbricht an der Angst. Oder soll die suggerierte Ängstigung vor einem »neuen Virus« den Kollaps der narzisstischen Normopathie verklären?

Hysterisches Verhalten dient vor allem der Abwehr struktureller Selbstwertstörungen. Die Dominanz narzisstischer Grundstörungen wird an den realitätsfernen, übertriebenen bis sinnlosen, den demonstrativen bis albernen, den aggressiven bis destruktiven Bewältigungsbemühungen bis hin zur Zerstörung menschlicher Verhältnisse erkennbar.

Ein narzisstischer Tsunami

Narzissmus ist eine schwere soziale Hypothek: Es dominieren persönlicher Egoismus mit demonstrierter Selbsterhöhung und Fremdabwertung (Größenselbst) oder mit Selbstabwertung und Fremdverehrung (Größenklein), eine emotionale Blockade mit sozialer Empathielosigkeit und eine Realitätsverzerrung zugunsten des falschen Selbstbildes. Narzissten sind durch ihre falsche Lebensweise Selbstgefährder und durch ihr falsches Selbstbild eine große soziale Belastung. Sie sind die Anführer (Größenselbst) oder Mitläufer (Größenklein) in normopathischen Verhältnissen und Systemen.

Die Wachsamkeit und die Denunziationsbereitschaft, wenn die Gesichtsmaske verweigert wird oder nicht korrekt Nase und Mund bedeckt, halte ich für paranoische Symptome nicht mehr beherrschter narzisstischer Labilisierung, die Angst in Aggression verwandelt. Befehlsartige Aufforderungen, einen Mindestabstand einzuhalten, der höchst alberne Ellenbogen-Check und erst recht die unmenschlichen Besuchsverbote in Altenheimen, eine bereits strafrechtlich relevante Isolierung von Kindern in Quarantäne und ein permanent ängstigender Maskenzwang für Kinder und Schüler – das alles ist so absurd und krank und kann durch rationale Erklärungen, es gehe ausschließlich um Gesundheitsschutz, angesichts der realen Erkrankungszahlen weder geglaubt noch akzeptiert werden. Ein sinnvoller, von einer wirklich humanen Einstellung getragener spezieller Schutz besonders gefährdeter Personen wird nicht ausreichend diskutiert und auch nicht real umgesetzt. Alle die genannten Maßnahmen sind machtgesteuert – empathielos, sozial destruktiv und menschenfeindlich. Sie gipfeln in einem

Tsunami narzisstischer Verstörung, dessen Gewalt durch das Zusammenspiel von Befehl und Gehorsam entsteht – einem Befehl aus narzisstischer Realitätsverzerrung mit größenwahnsinniger Aktivität und einem Gehorsam aus narzisstischer Kränkung und Selbstunsicherheit mit der Rettungshoffnung durch starke Führer.

Die verantwortlichen Entscheider und ihre medialen Interpreten halten mit Bedrohungs- und Bestrafungs-Vehemenz an ihren Maßnahmen fest und akzeptieren in anmaßender Weise keine Zweifel und Kritik. Eine große Mehrheit der Bevölkerung scheint dank der massenmedialen Propaganda immer noch an die Notwendigkeit der Maßnahmen zu glauben. Da werden dann nicht oder falsch interpretierte Statistiken, Bilder aus Italien, Zahlen einer einzigen Institution in den USA oder eine weltweite Bedrohungslage in argumentative Stellung gebracht, ohne tieferliegende Ursachen und systemische Zusammenhänge kritisch zu bedenken. Narzissmus als Selbstschutz gegen früheste Kränkung und Selbstwert-Verunsicherung gestattet keine Zweifel, kein Zugeständnis von Fehlern, keine Infragestellung durch schwer fassbare komplexe Zusammenhänge.

Wenn politisch-medial permanent ängstigende Informationen kommuniziert werden, feiern die Architekten der Angst und ihre Verkünder eine Hoch-Zeit narzisstischer Mächtigkeit, und die Konsumenten der giftigen Botschaft erwarten sehnsüchtig Hilfe und Rettung.

Ostdeutsche haben die Mechanismen repressiver Macht – einer »Diktatur des Proletariats« – kennengelernt und mehr oder weniger hinnehmen müssen – öffentlich mehr, privat weniger. Aber keiner blieb verschont und jeder war mit konflikthaften Entscheidungen für Anpassung oder Widerstand befasst. Ostdeutsche kennen also eine ideologisierte Politik, eine ängstigende Einschüchterung, Denunziation und eine reale soziale Benachteiligung bis Bestrafung bei Kritik und politisch unkorrektem Verhalten. Viele haben die stets staats- und SED-nahen Medien wegen Realitätsverzerrung durch Propaganda und Lügen und durch einen wesentlichen Informationsmangel abgelehnt bis verachtet. Auch gegenüber Erfahrungen von Gesinnungsdruck und einer Nötigung zu einer bestimmten moralischen Haltung sind Ostdeutsche häufig sensibilisiert bis allergisiert. Viele haben wenig Vertrauen in die politische Führung und reagieren empfindlich auf Personenkult. Deshalb sehen, spüren und erleben nicht wenige Ostdeutsche den zunehmenden Wandel der eben erst gewonnenen Demokratie in die bestens bekannten Verhältnisse einer Diktatur als besonders beunruhigend und bedrohlich. Was als vorübergehende »Corona-Diktatur« vielen noch als nachvollziehbar erscheint, wird im Osten Deutschlands wegen der vorhandenen Erfahrung eher als Einstieg in eine grundsätzliche totalitäre Gesellschaftsveränderung wahrgenommen.

Der narzisstische Tsunami im Sozialismus war als Zusammenspiel zwischen den Mächtigen und den Mitläufern ideologisch-kollusiv begründet und nur kürzere Zeit erfolgreich. Der Sozialismus ist an Misswirtschaft und sozialer Einengung gescheitert.

Der narzisstische Tsunami im Kapitalismus wurde längere Zeit durch das materiell-kollusive Zusammenspiel von Arbeitgebern und Arbeitnehmern für Konsum, Wohlstand und soziale Absicherung getragen. Diese Kollusion findet durch narzisstische Gier und Süchtigkeit gegenwärtig ein bitteres Ende und spaltet zunehmend zwischen Finanzmächtigen und Abhängigen.

Impfen löst kein komplexes Problem

Was mit dem Maskenzwang bereits kollektiv eingeübt worden ist, droht mit einer fragwürdigen Impfempfehlung einen Höhepunkt narzisstischer Verwirrung zu erreichen. In einem Pakt zwischen Verheißungen einerseits und Erlösungshoffnung andererseits wird eine komplexe Gesellschaftskrise verleugnet und auf eine scheinbar einfache Lösung reduziert. So glauben die einen mit einem Impfstoff die Pandemiesituation beenden oder sogar das Virus besiegen zu können, und andere hoffen, dann wäre alles wieder gut und das bisherige Leben könnte endlich wieder fortgeführt werden.

Wenn nur gravierende politische Fehlentscheidungen mit Panikmache vorliegen würden, dann könnte ein Impfstoff dem Narzissmus eine Brücke bauen. Mithilfe der Rettungssaga – Impfen – könnten nun alle falschen Entscheidungen zurückgenommen werden, und die politisch-medialen Eliten könnten sich als erfolgreiche Lotsen durch die Pandemie-Untiefen präsentieren und von den Geimpften feiern lassen. Diese Chance wird offensichtlich nicht ergriffen. Mit der Behauptung einer zweiten Welle – gemessen an Testergebnissen, nicht an Erkrankten und Gestorbenen – werden alle Maßnahmen wieder verschärft. Schon jetzt gibt es führende Stimmen, die darauf vorbereiten, dass auch ein Impfstoff keine Befreiung bedeutet.

Impfen kann nützlich sein oder auch schädigen. Auf keinen Fall aber löst ein Impfstoff die Probleme falscher Lebensweise mit der Folge einer Verschlechterung der natürlichen Immunabwehr, und er löst in keiner Weise den sozialen Stress und gesellschaftliche Konflikte mit ihrem negativen Einfluss auf Infektionsanfälligkeiten. Infektionserkrankungen entstehen nicht allein durch Krankheitserreger, sondern werden durch körperliche, seelische und soziale Einflüsse wesentlich mitverursacht. Diese Komplexität kann nicht allein durch eine Impfkampagne erfolgreich aufgelöst werden. Selbst wenn ein Virus ausgerottet werden könnte, bleiben alle anderen Erkrankungsfaktoren bestehen. So bleibt: »Nur ein Piks!« als einfache Lösung eine irrige Verheißung und eine große Gefahr, systemische Zusammenhänge zu übersehen.

Der offizielle politische Umgang mit der Covid-19-Pandemie lässt aber jetzt schon erkennen, dass es nicht nur um ein Virus geht und dass die Pandemie vom Ensemble narzisstischer Größenselbst genutzt wird, eine »neue Normalität« schaffen zu wollen. Wobei es noch offenbleiben darf, ob dafür schon ein Plan vorgelegen hat oder ein solcher erst im Zuge der Corona-Hysterie mit der möglich gewordenen Einschüchterung und Unterwerfung eines großen Teils der Bevölkerung entwickelt worden ist.

Für eine große Zahl impfwilliger Menschen, die tatsächlich noch auf eine Rettung durch ihre Anpassung, Unterwerfung und ihren Gehorsam hoffen, wird es aber durch Impfen keine Befreiung von ihrer vorhandenen psychosozialen Beschädigung geben können. Dann bleibt abhängigen Menschen nur die eilfertige Unterwerfung unter die »neue Normalität«. Spitzt sich allerdings eine reale Not zu, droht sich die aufgestaute narzisstische Kränkungswut, die zwangsläufig durch erzwungene oder verführte Unterwerfung verursacht wird, in Krankheiten oder Gewalt zu entladen.

Die narzisstische Kollusion

Narzissmus begründet ein destruktives »Geschäftsmodell«: Wird von den Mächtigen eine Katastrophe behauptet, dann neigen die Opfer dazu, diejenigen, die sie überhaupt erst in eine bedrohliche Lage gebracht haben, zu ihren Rettern zu machen – im Falle von Corona sind dann nicht gesellschaftliche Fehlentwicklungen an den Folgen »nationalen Ausmaßes« schuld, sondern das Virus. Und im Kampf gegen ein Virus können beide Seiten – Täter und Opfer – einerseits eine narzisstische Belohnung in Form von vermeintlich heldenhafter Pose und angeblicher Größe durch entschlossene Maßnahmen und andererseits durch einen scheinbar gesicherten Schutz in der folgsamen Akzeptanz der AHA-Regeln (Abstand, Hygiene, Alltagsmaske) erleben.

Ein solches Zusammenspiel von Mächtigen und Abhängigen ohne Beweis für eine »epidemische Lage von nationaler Tragweite« – also ohne dass eine reale Katastrophe vorliegt, sodass die Notlage vor allem behauptet und fantasiert wird – kann als psychopathologische Kollusion »narzisstischer Tragweite« beurteilt werden, wie sie aus totalitären Systemen bekannt ist.

Die Auflösung demokratischer Verhältnisse braucht dann nicht mehr zwingend einen Putsch, sondern geschieht ganz allmählich auf narzisstischen Bahnen. Gesellschaftliche Fehlentwicklungen verursacht durch Eliten im Größenselbst können nicht durch Schuldeinsicht der Verantwortlichen reguliert werden, sondern werden in der Krise ideologisierend und moralisierend verteidigt. Eine Informationsmaschinerie, die gesellschaftlich bedingte Fehlentwicklungen bagatellisieren oder ganz und gar verleugnen will, nur noch einseitig berichtet, Realitäten ausschließt, den kritischen Diskurs verhindert, Statistiken und wissenschaftliche Befunde tendenziös interpretiert, ist in einer narzisstischen Sackgasse befangen. Dabei kann Falsches überhöht und Richtiges abgewertet werden.

Die narzisstisch bedingte Irrationalität

Mit einer Rettungsillusion (»die Pandemie ist erst zu Ende, wenn ein Impfstoff vorhanden ist«) blühen Überzeugungen, getragen von einer psychosozialen Hoffnung, endlich durch eine »gute Sache« (Impfen) in einer weltweiten Gemeinschaft etwas Großartiges (Rettung der Menschheit) erreichen zu können. Das wirkt wie ein Sog der Erlösung von allen individuellen Entfremdungsnöten. Solche normopathischen Begeisterungen kennen wir natürlich aus dem Nationalsozialismus, dem Sozialismus/Kommunismus, aber auch schon in einer Fan-Gemeinde, wenn ein Objekt oder eine Person mit verblendeter Begeisterung verehrt wird. Die höchste Begeisterung bei »Sieg« wie auch eine abgrundtiefe Enttäuschung bei »Niederlage« signalisieren ein irrationales Verhalten, überschwemmt vom Gefühlsstau aus narzisstisch unerfüllter Sehnsucht oder erlittener narzisstischer Kränkung.

In Krisenzeiten paaren sich die vielen Unsicheren mit einem Objekt der Verehrung, getragen von der Hoffnung auf gute Führung durch schwierige Zeiten. Bei sozialer Not oder allgemeiner Bedrohung werden die sonst verborgenen und irgendwie kompensierten Abhängigkeiten, die Identitätsunsicherheiten und der Mangel an Selbstgewissheit vieler Menschen wieder aktiviert. In solchen Situationen werden sich anbietende

Führungspersönlichkeiten von den Geängstigten mit einer Rettungshoffnung aufgeladen, ähnlich wie sonst auf Prominente Erfolgs- und Sehnsuchtswünsche projiziert werden. Mit solchen Projektionen werden manche berühmte Persönlichkeiten so aufgeblasen, dass sie daran regelrecht »zerplatzen« können, z. B. durch Alkohol, Drogen, Medikamente, einem Burn-out oder psychosomatischen Krisen und sogar Suizid, um sich den auf sie geladenen Erwartungen und dann auch Enttäuschungen zu entziehen. Und Rettungspolitiker geraten leicht in Gefahr, selbst an ihre Selbstherrlichkeit zu glauben. Eine realitätsgerechte Erschütterung ihres Größenwahns wird dann durch eine zunehmend diktatorische Herrschaft und durch Abschottung in einem Wahngebäude der Macht zu verhindern versucht.

Das Paradoxon besteht in einer Zunahme der Verehrung je irrationaler und absurder sich ein Führer oder eine Führerin verhalten. Wie kann das sein? Das erklärt sich aus dem Wiederbeleben der tragischen Erfahrung vieler Menschen, die die Bitterkeit des Sich-ungeliebt-Fühlens, der fehlenden narzisstischen Bestätigung kennen und bemüht waren, durch Leistungen oder Anpassung die Mächtigen (Eltern, Betreuer, Erzieher, Lehrer, Chefs, politische Führer etc.) doch noch zur erwünschten Zuwendung und Bestätigung bewegen zu können. Und je weniger diese real zu bekommen war, desto größer die Anstrengungen, doch noch erfolgreich zu sein. Ein späteres Objekt der Begierde – im Erwachsenenleben – muss real unerreichbar bleiben, um eine Ernüchterung am Realbild zu vermeiden, und es muss emotional kalt sein, um die bekannte Erfolglosigkeit süchtig fortführen zu können. Das ist kein Spiel, sondern bitterster Ernst, um zu überleben. Liebesmangel kann genauso lebensbedrohlich sein wie Nahrungsmangel. Aber Liebe kann man sich illusionär vorstellen und ausmalen und ewig danach streben. Dann schützt die Fantasie vor dem Verhungern, muss aber wie jede Droge gesteigert werden, um noch Wirkung zu erreichen. So entstehen Gefolgschaften bis in den Untergang.

Angst rekrutiert Mitläufer

Aktuell ist die pathologische Kollusion aus Führung und Gefolgschaft vor allem durch Ängstigung etabliert worden. Angst ist dann stärker als Demokratie, wenn keine innerseelische Demokratie erreicht worden ist, in der auch die Ängste aus individueller Entfremdung (z. B.: Ich bin nicht richtig, nicht gut genug, nicht anerkannt, nicht erfolgreich u. a.) erkannt sind und reguliert werden können, sodass eine allgemeine Panikmache – wie seit Monaten in der Corona-Pandemie politisch-medial geschürt – keine irrationale Wirkung mehr erreichen kann. Aber es wird ja nicht nur eine Virusangst geschürt, sondern mit Androhung von Strafe, Diskriminierung (»Covidioten«) und Ausgrenzung (»Rücksichtslose«, »Gefährder«, »Bedroher«) wird ein erwünschter Gleichschritt durch Einschüchterung erzwungen. So werden Mitläufer und Mittäter rekrutiert, deren narzisstisch-seelische Labilität leicht durch politische, ideologische und moralische Propaganda in eine anfangs noch zögerliche und unsichere, aber bald begeisterte Gefolgschaft missbräuchlich verwandelt werden kann. Eine solche Transformation ist bei tieferer Selbst-Unsicherheit eine individuelle Überlebensstrategie, aber bei kollektiver Ausformung eine Katastrophe. Eine stabilisierende mehrheitliche Gesinnung wird bei Machtveränderung schnell wieder aufgegeben, um sich neuen Verhältnissen anzuschließen. Die »Gesinnung« ist wie Schall und Rauch und austauschbar. Prägende Bedeutung hat nur die Persönlichkeitsstruktur mit defizitär-labiler oder tragend-stabiler Identität. Die Labilität braucht eine möglichst kollektive ideologisierende Gesinnung, die Stabilität bleibt auch mit einer schmerzlichen Realität im Kontakt.

Leben oder Überleben

Gehorsam, Unterwerfung und normopathische Anpassung dienen dem Überleben, weil ein authentisches Leben nie wirklich oder tragend erreicht werden konnte oder durfte. Wer nicht nach seinen Möglichkeiten und Begrenzungen leben darf, der muss sich an der Mode, am Mainstream, an politischer Korrektheit orientieren, um in einer Normopathie relativ unbehelligt und nicht bedroht leben oder sogar im falschen Leben Karriere machen zu können. Dies wiederum verfestigt dann den schützenden Selbstbetrug. Gerät das kollektive Gebäude einer Normopathie in die Krise, werden Mächtige und Mitläufer mit allen Mitteln um ihr Überleben kämpfen. Natürlich spielen dabei Geld, Status und soziale Sicherheit eine vordergründige Rolle. Allerdings entspringen die Militanz, Gewalt und Destruktivität, mit der gegen den Untergang gekämpft wird, den Affekten der wiederbelebten frühesten Traumatisierung der Selbstentfremdung. Das ist der Fall, wenn die bisherigen Kompensationsbemühungen gegen das narzisstische Defizit ihre Drogenfunktion in der Gesellschaftskrise verlieren – also die bisherige Macht und die bisherige Anpassung an Wirkung und Sinn verlieren.

Die Gegenwart verstehe ich als eine schwerwiegende Krise der narzisstischen Gesellschaft, in der die Corona-Pandemie politisch-medial missbraucht und hysterisiert wird, um eine berechtigte existenzielle Angst vor der Gesellschaftskrise in eine projizierte Infektionsangst zu verwandeln und dort illusionär durch Symptom-Maßnahmen (z. B. die AHA-Regel) zu bekämpfen. Natürlich sind Hygienemaßnahmen bei akuter Infektionsgefahr, z. B. bei der Betreuung von Infizierten, sinnvoll und als Schutzmaßnahmen auch notwendig. Aber durch eine maßlose Übertreibung der pauschalen Anti-Corona-Maßnahmen geschieht eine Aufladung von Bedrohung und Rettung gegenüber einem Virus, dessen relative Gefahr mit einer Grippewelle vergleichbar ist. Von der absoluten Gefahr durch unsere Lebens- und Wirtschaftsform wird dabei wirksam ablenkt. So soll mithilfe von Corona im falschen Leben überlebt und offenbar noch destruktiver durch eine globalisierte Wirtschaft und autoritäre Politik weitergelebt werden, statt bessere Lebensformen individuell und weltweit zu suchen und zu finden.

Ohne existenzielle Bedrohung werden Menschen sich nicht ändern – das verhindert der Narzissmus. Aber übertriebene Bedrohungsangst durch eine Pandemie verhindert auch eine realitätsgerechte Angst, die durch unser falsches Leben und Zusammenleben hervorgerufen wird, wahrzunehmen. Wenn wir nicht die geschürte und gewünschte Infektionspanik überwinden, werden sich im Überlebenskampf die Mächtigen und Superreichen sichern und das Leben aller anderen weiter verschlechtern. Das Ende einer narzisstischen Normopathie wird durch die angeblich notwendigen Anti-Corona-Maßnahmen verschleiert und ein Virus in Haftung genommen, wo eine grundlegende Diskussion unserer bisherigen Lebensformen gefordert ist. Diese Diskussion kann nicht durch Ängstigung und Einschüchterung erfolgversprechend geführt werden.

Die zwangsläufige Destruktivität narzisstischer Kollusion

Für Narzissten geht es immer ums Überleben, letztlich um gefühltes Leben oder Sterben – wegen der existenziellen Bedrohung durch die früheste, unverschuldet erlebte Lieblosigkeit. Da sie nicht wirklich authentisch leben können, brauchen sie eine erfolgreiche Anpassung für ihr Überleben. Bezogen auf die Covid-19-Pandemie haben offensichtlich narzisstisch belastete Politiker und Wissenschaftler Entscheidungen getroffen, die zur Stärkung ihrer Kompensation dienen: als besonders tüchtig, souverän, verantwortlich und entscheidungsfähig zu erscheinen und damit Führungsqualitäten zu beweisen. Wenn sich nun alle verordneten Maßnahmen als überzogen, unverhältnismäßig und am Ende als falsch und destruktiv erweisen, die Folgeschäden der Anti-Corona-Maßnahmen also so schlimm sind, dass sie nicht im Verhältnis zum erreichten Gesundheitsschutz stehen, dann blicken Narzissten in einen Abgrund. Sie können und werden nicht zugeben, dass sie geirrt haben, dass sie schwere Fehler gemacht haben, weil ihr politisches oder wissenschaftliches Erfolgsstreben auch eine prinzipielle Selbstwertstörung ausgleichen soll. Das Eingeständnis von schwerwiegenden Fehlern wäre nahezu ein Todesurteil.

Das klingt vielleicht übertrieben. Aber wenn man bedenkt und weiß, dass ein kleines, ungeliebtes Kind nur überlebt, wenn es sich den äußeren (elterlichen, erzieherischen) Erwartungen anpasst und Gnade durch Leistung erfährt, wird die existenzielle Bedeutung eines narzisstischen Überbaus verständlich. So erklärt sich auch, dass die führenden Eliten, die die Anti-Corona-Maßnahmen zu verantworten haben, nicht zurück können, sondern ihren Kurs bis zum bitteren Ende – zu einer Art »Endsieg« – durchhalten müssen. Die Geschichte kennt in solchen Situationen zur Rettung Massenproteste und Streiks, aber auch Attentate, Putsche und Revolutionen. Narzissten treten in aller Regel nicht freiwillig zurück. Sie werden zurückgetreten – von anderen Narzissten oder durch den Kollaps des bisher erfolgreichen normopathischen Systems. Diese Zusammenhänge zwingen zu der Erkenntnis, dass es keinen »Stopp« oder gar ein »Zurück« geben kann.

Die narzisstisch-kollusive Abwehr zwischen Verantwortlichen und Abhängigen ist eine unbezwingbare Mauer, um das Falsche als das Richtige bis zum bitteren Ende zu vertreten und durchzusetzen. Einsicht, Korrektur bei Fehlentscheidungen und Empathie für Leid und Verlust kämen bei narzisstischer Persönlichkeitsstruktur nahezu einer suizidalen Krise gleich, da der Leistungs-Überbau den grundsätzlich infrage gestellten Selbstwert ausgleichen soll. Wenn die bisherigen Leistungen als falsches Leben erkannt würden, dann käme die frühe Lebensbedrohung wieder ungeschützt zur Wirkung. Der individuelle Untergang kann in einem kollektiven (normopathischen) Untergang verborgen, dann aber gemeinsam vollzogen werden: Nicht ich bin falsch, entfremdet und schuldig, sondern die Verhältnisse sind es: der Nationalsozialismus, der real existierende Sozialismus, der Krieg! Nicht die führenden Politiker, die staatsnahen Wissenschaftler und tonangebenden

Journalisten und auch nicht die eingeschüchterten Mitläufer haben dann die Gesellschaftskrise zu verantworten, sondern das Virus!

Narzisstische Normopathie zerstört Demokratie

Eine demokratische Lösung der Krise halte ich für nahezu ausgeschlossen, da unser demokratisches System keine innerseelische Verankerung demokratischer Fähigkeiten – besonders im Umgang mit Andersdenkenden – geübt, gefördert und erreicht hat. In guten Zeiten werden kritische Stimmen und Andersdenkende zwar toleriert, aber nie als Menschen wirklich ernst genommen. Ungewöhnliche, verunsichernde, verstörende Positionen werden in aller Regel mit narzisstischer Arroganz geduldet, aber nicht nach Realitäts- und Wahrheitsgehalt untersucht. Eine narzisstische Normopathie lässt mehrheitlich eine echte Diskussion ihrer Werte, Ziele und Moral nicht zu, um keine bittere Erkenntnis im falschen Leben zu erleiden – das ist die Grenze einer nur politisch gegebenen, nicht psychosozial individuell verankerten Demokratie.

In Krisenzeiten aber werden Andersdenkende und -handelnde zu »Bedrohern«, »Gefährdern«, zu Feinden, die ausgegrenzt, verfolgt, bestraft, eingesperrt gehören und bei weiterer Zuspitzung der Gesellschaftskrise auch getötet werden, damit das innerste Bedrohungspotenzial des Narzissmus nicht erkannt werden muss. Ein wirklicher Demokrat braucht keine Feinde. Die Positionen und Motive aller Andersdenkenden sind dem Demokraten nachvollziehbar, er kann sich in sie einfühlen und sie mehr oder weniger integrieren. Grenzen einer demokratischen Toleranz werden durch geistige und seelische Erkrankung und strafrechtlich relevantes Verhalten begründet. Dafür gibt es die Psychiatrie und die Gerichte. Aber auch ein Demokrat bleibt natürlich immer begrenzt und hat seine Vorlieben und Abneigungen entsprechend seiner individuellen Sozialisation und Kompetenz. Ihm müssen andere Positionen nicht gefallen, er muss sie nicht übernehmen. Er ist aber bereit zum Verstehen und aus eigener umfassender Selbsterkenntnis befähigt, nebeneinander bestehende Meinungen tolerieren und auch subjektiv für sich bewerten zu können, ohne andere Positionen zu diffamieren und zu bekämpfen. Nicht der »Kampf gegen …« macht eine Demokratie stark, sondern das Bemühen um Verstehen: »Ich denke und handle so, weil …« und »du denkst und handelst so, weil …«. Die Aussagen können einem gefallen oder nicht, sie können einem missfallen und irritieren oder auch begeistern, aber immer geht es um Wahrnehmen und Ernstnehmen von Motiven und subjektiven Einstellungen und nicht nur um objektive Wahrheiten, nicht einmal um eine umfassende Abbildung der Realität.

Narzisstisch strukturierte Menschen aber überleben mit der Überzeugung, allein im Recht zu sein oder in einer Gesinnungsgemeinschaft Halt und Stärke zu finden. Jede Meinung lässt sich empirisch und wissenschaftlich belegen – auch eine gegensätzliche. Nur der Narzisst muss aus Selbstwertstörung an die einzig »objektive« Wahrheit seiner Position oder seiner Gemeinschaft glauben. Deshalb bedeuten in einer narzisstischen Gesellschaft politische Debatten und Talkshow nur ein Demokratie-Spiel, weil nicht wirklich aufeinander eingegangen werden kann, sondern vor allem um die eigene Meinung gekämpft werden muss. So dominiert nicht eine realitätsgerechte Annäherung an Tatsachen und Wahrheiten, was immer auch Unsicherheiten stehenlassen würde. Das aber ist Gift für narzisstische Strukturen, die im Kampf nur die eigene subjektive Wahrheit mehrheitsfähig machen wollen. Dies zeigt sich im Zusammenspiel narzisstischer Führer im Größenselbst mit narzisstischen Anhängern im Größenklein.

Ein Zusammenbruch ist unvermeidbar

Es bedarf wohl erst eines Zusammenbruchs der narzisstischen Normopathie, denn weder Narzissten im Größenselbst der Macht noch seelisch abhängige Mitläufer im Größenklein sind mit faktenbasierten und vernünftigen Argumenten zu erreichen und zu überzeugen. An einer Einsicht in ihre Entfremdung würden sie zerbrechen. So bilden Größenselbst und Größenklein eine unheilvolle kollusive Panzerung, um eine existenzielle und sehr schmerzvolle frühe Kränkungserfahrung abzuwehren. Narzissten sind auch in der Psychotherapie nur sehr schwer zu behandeln. Sie müssen behutsam in die Demut geführt werden, ein Prozess, den sie als große Bedrohung erleben. Um diese Erschütterung im normalen Leben zu verhindern, werden mit allen Mitteln Macht, Karriere und Geld angehäuft oder begeisterte Anhängerschaften aufgebaut. Beides wird im Krisenfall dann bis zur kriegerischen Auseinandersetzung – zum Schutz vor tiefster seelischer Erschütterung – fortgeführt. Es geht um Überleben und nicht um Leben. Im Krisenfall und erst recht im Krieg entsteht immer eine Spaltung in Gut und Böse, in Freund und Feind. Es beginnt die Herrschaft der Lügen, der Feindbilder, der Denunziation und die Verfolgung angeblich allein Schuldiger. Schuld sind dann immer die anderen! Die Spaltung ist der Weg in den gesellschaftlichen Zusammenbruch, eine Revolte oder einen Krieg. Selbstunsichere Menschen werden sich immer auf die Seite der vermuteten Sieger schlagen und damit Vernunft aufgeben und Realitäten verzerren. Frieden kann nur durch eine Beziehungskultur gelingen, wenn jeder Einzelne seine Position kritisch hinterfragt und nach persönlichen Motiven und Interessen erforscht: »Ich denke so, weil ….«; und wenn er dann nicht allein mit Sachargumenten antwortet, sondern auch eigene Wünsche, Ängste, Bedürfnisse und individuelle Erfahrungen berücksichtigt. Mit einem gleichwertigen Interesse können so auch andere bis fremde Positionen nicht nur formal, sondern individuell begründet verstanden werden. Frieden wird, wenn eigene Fehler und Erkenntnisgrenzen akzeptiert werden und Gegenpositionen auch eine Berechtigung eingeräumt wird. Ein Kampf gegen etwas oder der Machtanspruch für die eigene Position können kein friedfertiges Zusammenleben ermöglichen. Nur die Verminderung der eigenen Selbstentfremdung ermöglicht eine Toleranz für unterschiedliche, aber in ihren Zusammenhängen verstehbare Meinungen und Lebenseinstellungen. Sinn und Würde wachsen mit einer aufrichtigen Selbsterkenntnis.

Dietmar Czycholl

Leviathan, verschnupft

Die Macht der Bilder

Aus psychologischer Sicht sind einige auffällige Phänomene zu beschreiben und zu interpretieren, die sich im Zusammenhang mit der Corona-Krise zeigen. Diese Phänomene haben u. a. mit manipulativen Tendenzen zu tun, die in auffälliger Weise an tiefen Schichten der menschlichen Psyche ansetzen und unbewusste Vorstellungen, archaische Motive und entsprechende Verhaltensmuster aktivieren.

Zweifellos steht das Denken in Bildern in der Entwicklung des Individuums wie auch in der Stammesgeschichte der Menschheit vor dem Denken in Begriffen:

> »Das Denken in Bildern ist also ein nur sehr unvollkommenes Bewußtwerden. Es steht auch irgendwie den unbewußten Vorgängen näher als das Denken in Worten und ist unzweifelhaft onto- wie phylogenetisch älter als dieses.« (Freud, 1923, S. 248)

In der kurzen Geschichte der Corona-Pandemie, ihrer medialen Aufbereitung und ihrer politischen Gestaltung spielen selbstverständlich Begriffe, Texte, Verlautbarungen usw. eine große Rolle.

Bemerkenswert ist aber auch die Bedeutung der Bilder, die in dieser Zeit immer und immer wieder zum Einsatz gebracht werden.

Das Virus

So werden in zahllosen Varianten Bilder gezeigt, die das angebliche Aussehen eines Coronavirus wiedergeben sollen. Die Darstellungen des Virus haben sich schneller verbreitet als das Virus selbst: Seine Bilder prangen hinter Nachrichtensprechern, sie leiten zahllose Sondersendungen ein und aus, sie erscheinen hinter Talkshow-Gästen, auf Titelseiten von Zeitungen und Zeitschriften, auf Aushängen, in Schaufenstern, auf Plakatwänden. In kurzer Zeit ist ein Bild in das kollektive Bewusstsein der Menschen gebracht, ja durch endlose Wiederholung gepresst worden: eine Ikone der Bedrohung, des Unheils, *memento mori*, eine fortwährende Erinnerung daran, dass es da etwas gibt, und zwar allgegenwärtig, perfide versteckt, unsichtbar, wenn es nicht zur Warnung in Form von Ikonen sichtbar gemacht wird.

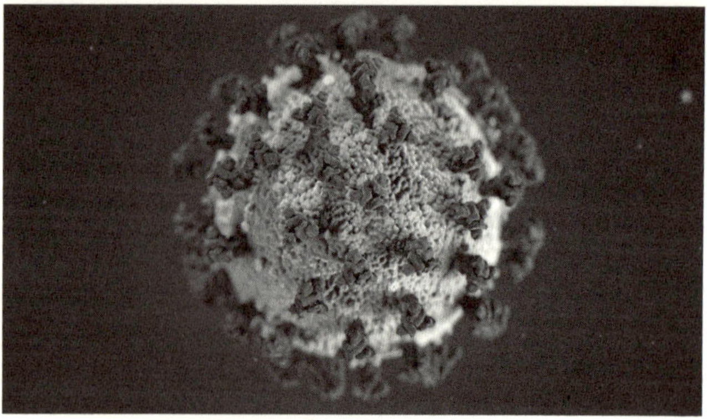

Darstellung des Coronavirus von CDC / Alissa Eckert, MSMI und Dan Higgins, MAMS.

Der unsichtbare Feind wird sichtbar gemacht, und es wird bei jeder Gelegenheit an ihn erinnert. Damit kann die Angst vor diesem Feind immer wieder aktualisiert werden, damit sie sich nicht abschwächt oder gar verschwindet. Zugleich können »der Staat«, »seine« Medien und »seine« Wissenschaftler Macht demonstrieren: Man verfügt über die Bilder des Feindes, man hat ein klares Bild von ihm. Das gemahnt an archaische Vorstellungen und Strategien: Wollen Staat, Medien und einzelne Wissenschaftler sich dem durch sie selbst verängstigten Bürger als jene Schamanen empfehlen, unter deren Schutz sie sich flüchten sollen, weil nur der Schamane die Dämonen kennt und nur er sie bannen kann? Das Böse zu bannen durch seine Darstellung in Ritualen, Masken, Bildern, Symbolen ist eine universelle Abwehrstrategie, die in Kulturgeschichte und Kulturvergleich zu allen Zeiten und allerorts nachweisbar ist (Frazer, 1913; Campbell, 1959). Die Kulturgeschichte des Christentums bietet dafür zahlreiche Beispiele wie die Dämonendarstellungen, auf die unter anderem die gotische Sakralarchitektur nie verzichtet, Teufels- und Höllenbilder, die in Phasen der Kunstgeschichte eine große Rolle spielen, die Karnevalsrituale aus dem Umfeld des Katholizismus – in vielerlei Hinsicht zweifellos Übernahmen aus weit älteren kulturellen Traditionen.

Das Bild vom Coronavirus ist gekennzeichnet von der Kugelform, gespickt mit rundherum ausgreifenden Noppen, Stacheln oder Saugnäpfen ähnelnden Extremitäten. In der Kugel begegnet uns eine der Grundformen, eine »ewige Sinngestalt« (Sander & Volkelt, 1962), ein »Eidos«. Die Kugel oder auch die runde Scheibe zählen mit Sicherheit zu den Gestalten, für die bereits in den frühesten kulturgeschichtlich zugänglichen Zeiten eine besondere Symbolbedeutung nachweisbar ist, da ihnen durch die Beobachtung der Himmelskörper eine fundamentale Bedeutung zugeschrieben wurde. In der Analyse archetypischer Vorstellungen wird diesen Formen auch von C. G. Jung (z. B. Jung, 1976) entsprechende Bedeutung beigemessen. Die Bezeichnung Corona für eine bestimmte Art von Viren beruht ja auf der Ähnlichkeit der mikroskopisch erkennbaren Strukturen mit der Sonnen-Korona, die bei einer Eklipse sichtbar wird, also ein Kreis bzw. eine Kugel und drumherum ein kronenartiger Kranz. Diese Auswüchse sind als die Angriffswerkzeuge des »Dinges« zu verstehen.

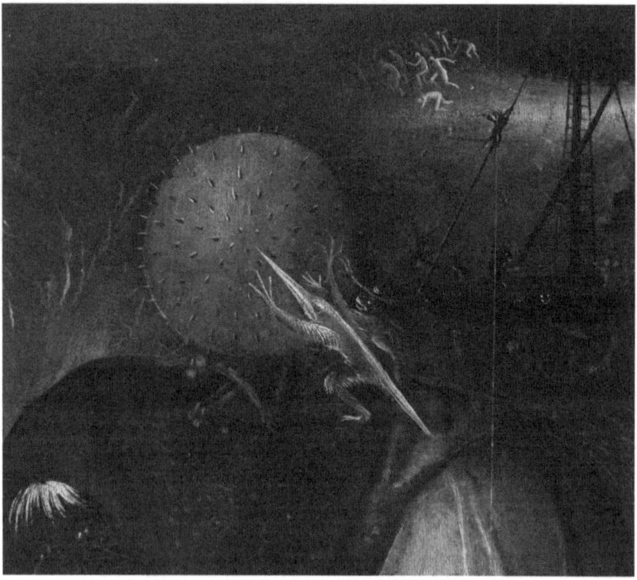

Detail aus dem Weltgerichtstriptychon (um 1505) von Hieronymus Bosch (um 1450–1516), rechter Flügel, Innenseite, Gemäldegalerie der Akademie der bildenden Künste Wien.

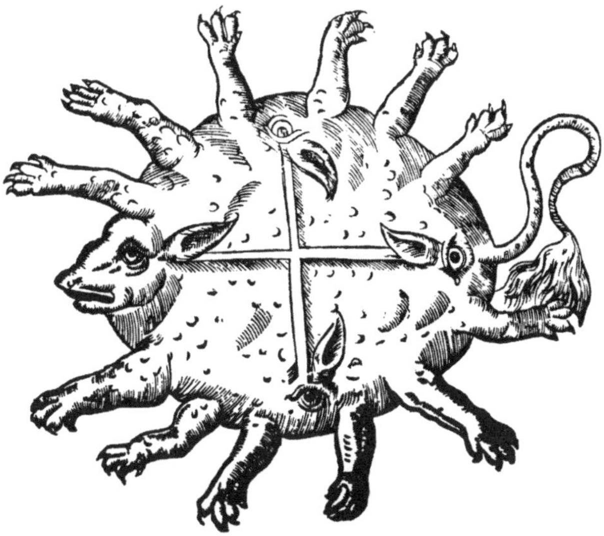

Ulisse Aldrovandi (1522–1605): Animal Africanum deforme, in: Monstrorum Historia. Cum Paralipomenis historiae omnium animalium 1642.

Die Herkunft des Virus und die Fledermaus

Das Virus, das uns seit März 2020 allenthalben im Bilde gezeigt wird, hat neben seinem Aussehen noch weitere Attribute. Zu diesem Aussehen passt zunächst seine immer und immer wieder, ja millionenfach genannte Eigenschaft, »neuartig« zu sein. Denn in der Tat: Es sieht fremdartig aus, es ist ein Unbekanntes, ein »Alien«. Wir haben aber – auch das wahrlich oft genug – erfahren, woher es kommt: Es stammt aus einer zentralen Region Chinas, genauer aus der Stadt Wuhan und noch genauer von einem Markt in dieser Stadt. Wuhan, so heißt es in alten Quellen, war bereits im 14. Jahrhundert der Ort, von dem aus sich eine verheerende Pestepidemie verbreitet hat. Dort also ist das Virus, wie uns Naturwissenschaftler erklären, vom Tier auf den Menschen »übergegangen«, von der Fledermaus, vermutlich von einem gebratenen Exemplar, oder gar von einem sagenhaften Tier, von dem man außerhalb Chinas wohl noch wenig gehört hatte. Und auch dazu fehlt es uns wieder nicht an Bildern: von chinesischen Märkten, vorgeblich auch von dem in Wuhan (vermutlich gibt es allerdings in einer Acht-Millionen-Einwohner-Stadt mehr als diesen einen Markt), von grausigem Tierhandel auf diesem Markt und eben auch von gebratenen Fledermäusen.

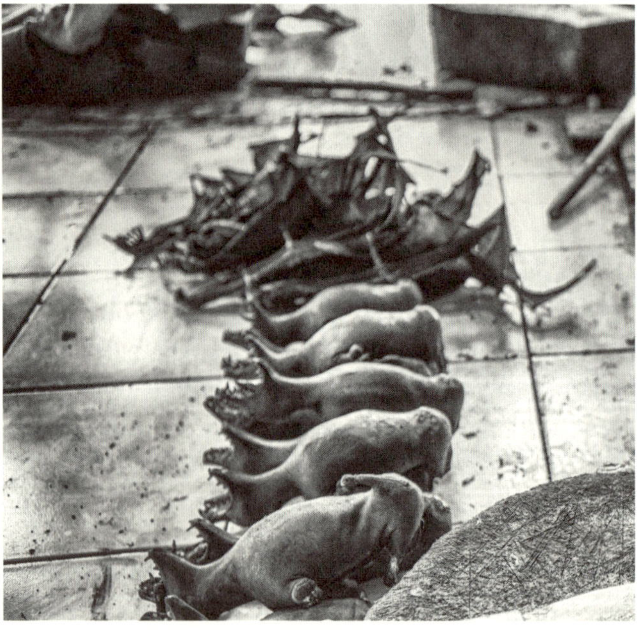

Fledermäuse auf asiatischem Markt © iStockphoto.com/MarcoMarchi.

Die Behauptung, die Geschichte der Infektionen mit dem »neuartigen Coronavirus« in dieser Weise nachvollziehen zu können, ist in naturwissenschaftlicher und wissenschaftstheoretischer Hinsicht als vollkommen grotesk und absonderlich zu bezeichnen. Bei aller Schwierigkeit, ein Virus überhaupt exakt darstellen zu können, sind – wenn es sich auch in der Tat um eine entsprechende Mutation handelt – unabsehbar viele Faktoren bei der Frage zu berücksichtigen, wo und wann dieses Virus erstmals aufgetreten sein könnte, bevor es – unter bestimmten Bedingungen – überhaupt aufgefallen und Untersuchungen unterzogen worden ist.

Es ist nicht zu übersehen, dass in dieser allgemein verbreiteten Entstehungsgeschichte eine Erzählung vorliegt, die sowohl etwas von einem explanatorischen, also Sachverhalte erklärenden, Mythos als auch etwas von einer Sage und einem Märchen in sich vereinigt. Jedenfalls handelt es sich um eine Erzählung, die eine vorgeblich drängende Frage des Menschen beantworten soll, und dabei auf allgemein wirksame, jedoch weitgehend unbewusste Vorstellungskomplexe zurückgreift.

Es sind mindestens drei Anknüpfungspunkte an Vorstellungskomplexe erkennbar, die bei Menschen mit westlicher Sozialisierung über Jahrhunderte tief verwurzelt sind:

Erstens stellt sich eine Instanz vor, nämlich ›die Wissenschaft‹, die für sich – wie in früheren Zeiten die herrschenden Religionen und ihre Vertreter – die Kompetenz beansprucht, alle Fragen der Menschen beantworten zu können, auch wenn es in Wahrheit keine Antwort darauf gibt.

Zweitens wird der Vorstellungskomplex der geheimnisvollen Fremde angesprochen, der unbekannten, fernen und letztendlich immer barbarischen und damit nicht so ganz menschlichen Kultur. Die Geschichte spielt im Fernen Osten, im über viele Jahrhunderte sagenumwobenen, unzugänglichen China. Sie führt uns auf einen Markt, einen zentralen Ort dieser fremden Welt, auf dem uns die schrecklichen barbarischen Sitten und Unsitten dieser Kultur vorgeführt werden.

Drittens repräsentiert die verdächtigte Fledermaus den Vorstellungskomplex der Nachtseite des Daseins, die dunkelunbekannte, nicht kontrollierbare Existenz jenseits der Vernunft und des klaren Tageslichts, das während des »Schlafes der Vernunft« erstehende Böse oder vielleicht auch nur Irrationale, das »Andere der Vernunft« (Böhme & Böhme, 1983). Nicht ohne Zusammenhang mit der Entwicklung des Rationalismus und dessen im Zeitalter der Aufklärung entstandener Vorherrschaft hat dieser Vorstellungskomplex in der Gegenbewegung der Romantik seit Ende des 18. Jahrhunderts eminente Bedeutung erlangt – insbesondere in der schwarzen Romantik (und ihren späten Ausläufern), in der auch die Fledermaus – erneut – zum Symbol der Schreckensnacht, zu Alter Ego und Fortbewegungsgestalt des Untoten, des Grafen Dracula (Stoker, 1897), wurde. Schon in der Antike galt die Fledermaus als dämonisches Wesen, das dem Totenbereich nahestand. Ovid schildert die Verwandlung der Mynias-Töchter in Fledermäuse (Metamorphosen 4, 402 ff.). Später erzählt er von Phobetor, Bruder des Morpheus, Sohn des Schlafes (Hypnos), Enkel der Nacht (Nyx), Neffe des Todes (Thanatos), welcher den Menschen im nächtlichen Traume in allerhand Tiergestalt erscheinen kann (Metamorphosen, 11, 630 ff.). Auf schwarzen Schwingen entschweben die Träume des Nachts der ewigen Dunkelheit des Erebos.

Ähnliche Geschichten über die Entstehung von Seuchen wurden übrigens schon vor Jahrhunderten erzählt. So nennt Hanns Bächtold-Stäubli im Handwörterbuch des deutschen Aberglaubens zahlreiche sagenhafte Pestausbrüche, ausgelöst durch verschiedenste Tiere, oder auch die Identifizierung der Pest mit solchen Tieren, z. B. Spinnen, Fliegen, Schmetterlingen, Mäusen, Katzen oder auch einem blutroten Hahn. In einer Überlieferung heißt es: »In Burglengenfeld setzte sich ein storchähnlicher Vogel mit der sinkenden Sonne auf die Dächer und ließ während der Nacht seinen Wehruf ertönen. Er hieß der Pestvogel und von seinen Augen gingen Feuerstrahlen aus. Darauf brach die Pest aus.« (Bächtold-Stäubli 1935, Bd. 6, Sp. 1505)

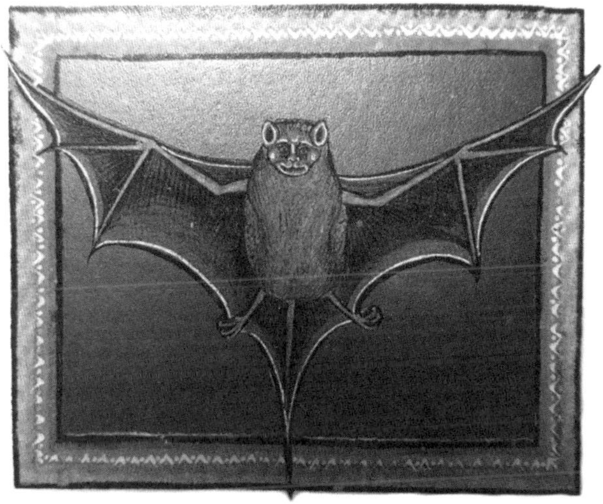

Fledermaus, in: The Ashmole Bestiary
(Bodleian Library MS. Ashmole 1511), S. 131.

Nächtliche Transporte von Massen von Leichen

Führt uns schon die Fledermaus in den Bereich der Nachtangst und der Untoten, führt die Revue der Bilder, denen größte mediale Aufmerksamkeit gewidmet wurde und an die in Hunderten von Statements immer wieder erinnert wurde (»Wir haben doch die Bilder aus Italien gesehen!«), noch tiefer in die Welt der mit der Nacht assoziierten Ängste. Die Macht des Virus wird sichtbar, wenn ein Blick auf die Massen seiner Opfer gewährt wird.

»Die Bestattung der an der Heimsuchung Verstorbenen soll zu der passendsten Zeit erfolgen, stets entweder vor Sonnenaufgang oder nach Sonnenuntergang.« So zitiert Daniel Defoe in seinem Bericht von der »Pest zu London« (1722) aus einer Verordnung. Es mag verschiedene Gründe dafür gegeben haben, die Nacht für die »passendste Zeit« zu halten. Jedenfalls assoziiert sich der Seuchentod, der schwarze Tod, das Fortschaffen der (infektiösen) Toten mit der Nacht- und Schreckensseite des Lebens.

Das Vor-Augen-Stellen der Todesgefahr, das Evozieren der Vorstellung von massenhaftem Sterben und geheimem nächtlichen Abtransport der Toten mündet in die ohnmächtige Angst vor dem völligen Kontrollverlust. Bemerkenswert ist, dass solche Bilder von den Medien und ihren Konsumenten offenbar nicht nur als Illustration verstanden werden, sondern in der Tat von den einen als echte Information präsentiert, von den anderen aber als solche auch akzeptiert werden – als eine Information, die ausgesprochen nachhaltig wirkt und auf die immer wieder argumentativ zurückgegriffen wird.

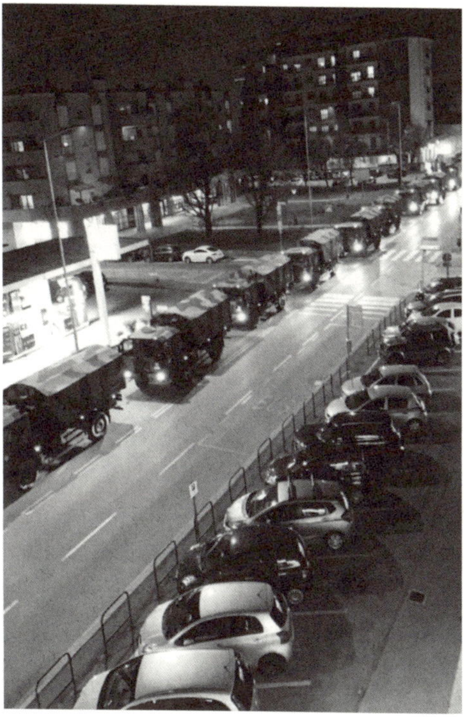

Transport von Särgen mit Corona-Toten in einem nächtlichen Militärkonvoi in Bergamo am 18. März 2020, Foto: Emanuele di Terlizzi.

Das geschieht, obwohl es längst kein Geheimnis mehr ist, wie nachlässig, ja oft geradezu unverantwortlich solche Bilder verwendet werden: wenn irgendetwas aus Archiven gekramt wird, das schon irgendwie passt, oder wenn Bilder gar in tendenziöser Absicht manipuliert, aus dem Zusammenhang gerissen oder falsch bezeichnet werden. Auch scheint die Intention, mit der die Bebilderung in dieser Weise erfolgt, eindeutig zu sein: »Die Massen können nur in Bildern denken und lassen sich nur durch Bilder beeinflussen. Nur diese schrecken oder verführen sie und werden zu Ursachen ihrer Taten« (Le Bon, 1895, S. 44).

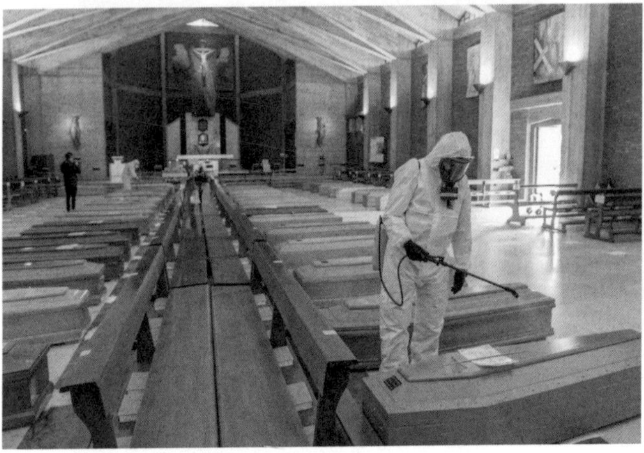

Sanitäter der Armee reinigen am 28. März 2020 Särge von Corona-Toten in der Kirche San Giuseppe in Seriate/Italien, Foto: imago images/Carlo Cozzoli/Fotogramma.

Das Unheimliche

»Im allerhöchsten Grade unheimlich erscheint vielen Menschen, was mit Tod, mit Leichen und mit der Wiederkehr der Toten, mit Geistern und Gespenstern, zusammenhängt. … auf kaum einem anderen Gebiete hat sich unser Denken und Fühlen seit den Urzeiten so wenig verändert, ist das Alte unter dünner Decke so gut erhalten geblieben wie in unserer Beziehung zum Tode. … Da fast alle von uns in diesem Punkte noch so denken wie die Wilden, ist es auch nicht zu verwundern,

> daß die primitive Angst vor dem Toten bei uns noch so mächtig ist und bereit liegt, sich zu äußern, sowie irgendetwas ihr entgegenkommt.« (Freud, 1919, 254 ff.)

Die Bilder der Corona-Krise, wie sie oben beschrieben wurden, erzeugen Angst, genauer gesagt: Der Kult, die Idolatrie des Corona-Götzen erzeugt Angst. Sie tut dies aber nicht auf dem direkten Wege, wie es z. B. bei Verlautbarungen der Fall ist, die klar und offen sagen: »Achtung, wir müssen annehmen, dass es eine konkrete Gesundheitsgefahr gibt, und zwar ...« Die Bilder tun dies auf subtilere Weise, nämlich durch die Erzeugung des Gefühls des Unheimlichen. Nach Freuds Analyse des Gefühls des Unheimlichen, bei der er auf Überlegungen Schellings zurückgreift, und aus der eben zitiert wurde, hängt dessen Entstehung eng mit der Aktivierung verdrängter Vorstellungen und Affekte zusammen und einer davon ausgelösten Regression auf (individuell und stammesgeschichtlich) frühe Entwicklungsstufen des Menschen. Die Bilder sprechen Vorstellungsbereiche an, die verdrängt oder überwunden waren und die in ihrem Zum-Vorschein-Kommen Angst bewirken. »Das Unheimliche des Erlebens kommt zustande, wenn verdrängte infantile Komplexe durch einen Eindruck wieder belebt werden oder wenn überwundene primitive Überzeugungen wieder bestätigt erscheinen.« (Freud, 1919, S. 263)

Regression

In verschiedenen psychologischen Theorien ist immer wieder beschrieben worden, dass es unterschiedliche Funktionsniveaus des Psychischen gibt: Eine Ebene des entwickelten, erwachsenen Denkens und Erlebens und eine Ebene des archaischen, kindlichen Denkens und Erlebens. In Freuds Schriften finden sich schon früh (1895, S. 409 ff.) Ansätze zu dieser Differenzierung, die er im Laufe seiner Entwicklung der Psychoanalyse immer wieder aufgegriffen und weitergeführt hat.

Kurz zusammengefasst lässt sich sagen, dass der »Primärvorgang« eine Funktionsweise des Psychischen darstellt, gemäß der in der Psycho-Logik des Unbewussten ungehemmte Assoziationsströme, bildhaftes Denken und Mechanismen der Verschiebung, der Verkehrung, der Verdichtung, der Symbolisierung usw. wirken. Die Psyche des Kleinkinds, des Träumers, des Psychotikers und anderer psychisch Erkrankter und möglicherweise auch die Psyche des Urzeitmenschen sind so organisiert. Mit dem fortschreitenden Alter des Menschen und der Menschheit kommt es zur Entwicklung des »Ich«, einer kontrollierenden und strukturierenden Instanz, unter deren Herrschaft die psychischen Vorgänge in Einklang mit der den Menschen umgebenden Realität gebracht werden. Zu diesem Zweck werden Energien kanalisiert und Bedürfnisbefriedigungen aufgeschoben. Begriffliches Denken, Logik und Vernunft gelangen zur Anwendung. Diese Funktionsweise heißt »Sekundärvorgang«.

In der Dynamik des psychischen Geschehens kommt es beim erwachsenen Menschen mitunter zu Situationen, in denen er von der bereits entwickelten Funktionsebene des Sekundärvorgangs auf die Funktionsebene des Primärvorgangs zurückfällt. In diesem Zusammenhang kann dann von einer »Regression« gesprochen werden, von einem Zurückschreiten auf ein früheres Funktionsniveau. Zu solchen Situationen zählen regelmäßig der Schlaf und das im Schlaf stattfindende Traumerleben sowie bestimmte Arten von psychischen Erkrankungen. Aber auch in einer ganzen Reihe weiterer, zum Teil durchaus alltäglicher Situationen kann es zu einer solchen Regression kommen: Z. B. bei schockierenden oder traumatisierenden Erfahrungen, unter Einfluss von Rauschmitteln (eigentlich auch eine Art von Erkrankung, nämlich eine Vergiftung), in anderweitig induzierten Formen von Ekstase, in hypnagogen, also Vor-Schlaf-Verfassungen, im vorbewussten fantasierenden Denken, auch in Momenten künstlerischer Kreativität und Inspiration lassen sich zumindest bestimmte Andeutungen einer Regression erkennen.

Schließlich sind dem psychotherapeutischen Praktiker auch zahlreiche Fälle bekannt, in denen Regressionen im Zusammenhang mit persönlichen Entwicklungssituationen beim Übergang in eine neue Lebensphase auftreten – in Übergangskrisen also, bei denen – in einer Art von Zurückschrecken vor dem nächsten großen Entwicklungsschritt – zunächst einmal die umgekehrte Bewegung in Richtung auf frühere Entwicklungsabschnitte erfolgt.

Auch in den Überlegungen zum Erleben des Unheimlichen, das durch die beschriebenen Bilder ausgelöst wird, war die Rede von einer regressiven Reaktivierung verdrängter infantiler Komplexe oder überwunden geglaubter primitiver Überzeugungen. Primärprozesshafte Funktionen wie der Kontrolle entzogene Assoziationsketten, Symbolisierungen und Panikreaktionen kommen in Gang. Die Erfahrungen der Corona-Krise weisen aber außer der fortwährenden Konfrontation mit einschlägigen Bildern noch eine ganze Reihe weiterer Vorgänge auf, durch die solche regressiven Reaktionen ausgelöst wurden und werden.

An einem zunächst vertraulichen, nach seinem Bekanntwerden jedoch auf der Homepage des Bundesministeriums des Innern veröffentlichten Strategiepapier (28. April 2020) wirkten neben dem BMI »Experten aus den einschlägigen Bereichen (unter anderem Gesundheitswesen, Krisenmanagement, Verwaltung und Wirtschaft) mit«. In diesem Papier werden verschiedene Szenarien der Pandemie diskutiert und u. a. Empfehlungen gegeben, wie die Subordinationsbereitschaft der Bevölkerung erhöht werden könnte. Ausgangspunkt der Überlegungen ist die Annahme, dass mit einer Welle von Infektionen mit dem »neuartigen Coronavirus« möglicherweise eine nicht mehr beherrschbare pandemische Entwicklung in Gang kommen könnte. Zu Beginn des Papiers wird folgende Voraussetzung formuliert:

> »Die meisten Virologen, Epidemiologen, Mediziner, Wirtschafts- und Politikwissenschaftler beantworten die Frage ›was passiert, wenn nichts getan wird‹ mit einem Worst-Case-Szenario von über einer Million Toten im Jahr 2020 – für Deutschland allein.« (S. 1)

Dieses Worst-Case-Szenario wurde, wie es dann weiter heißt, von einem internationalen Expertenteam durch Modellrechnungen bestätigt. Die dadurch ausgelöste Sorge mag einiges erklären. Es darf jedoch nicht übersehen werden, dass bereits in der zitierten Angabe: »Die meisten Virologen …« eine äußerst fragwürdige Aussage steckt: Wie soll erhoben worden sein, wie die meisten dieser Wissenschaftler jene Frage beantworten? Die meisten – von welcher Stichprobe von Befragten? Hat man etwa alle Vertreter der genannten Disziplinen befragt, um dann angeben zu können, was die meisten sagen? Hat man nicht vielmehr gerade am Anfang, seit Februar 2020, Wissenschaftler, die anderer Meinung waren, darunter solche mit großem internationalen Renommee und unzweifelhafter Kompetenz, systematisch von der Diskussion ausgeschlossen? Schon an diesem kleinen Beispiel der unbelegbaren Berufung auf »die meisten« wird deutlich, dass auch im Kreis der das Strategiepapier formulierenden »Experten« Einbußen an der Fähigkeit zu logischem Denken und exaktem Ausdruck zu beobachten sind: »Die Kartoffeln kosten bereits das Doppelte.« (Elias Canetti), »Die meisten Menschen haben einen Schnupfen.« (Jakob van Hoddis) – eine Regression vom wissenschaftlich-exakten auf ein prä-logisch, anmutungsgeleitetes Denken, möglicherweise ausgelöst durch einen schock- und angstbedingten emotionalen Überflutungszustand.

Für die Betrachtung der Regression als eines der psychologisch auffälligen Phänomene in der Corona-Krise sind jedoch andere Elemente des Strategiepapiers von noch größerer Bedeutung. Unter Punkt 4 »Schlussfolgerungen für Maßnahmen und offene Kommunikation« heißt es auf Seite 13:

> »Um die gewünschte Schockwirkung zu erzielen, müssen die konkreten Auswirkungen einer Durchseuchung auf die menschliche Gesellschaft verdeutlicht werden:
>
> 1. Viele Schwerkranke werden von ihren Angehörigen ins Krankenhaus gebracht, aber abgewiesen, und sterben qualvoll um Luft ringend zu Hause. Das Ersticken oder nicht genug Luft kriegen ist für

jeden Menschen eine Urangst [Hervorhebung im Strategiepapier]. Die Situation, in der man nichts tun kann, um in Lebensgefahr schwebenden Angehörigen zu helfen, ebenfalls. Die Bilder aus Italien sind verstörend.[!]

2. ›Kinder werden kaum unter der Epidemie leiden‹: Falsch. Kinder werden sich leicht anstecken, selbst bei Ausgangsbeschränkungen, z. B. bei den Nachbarskindern. Wenn sie dann ihre Eltern anstecken, und einer davon qualvoll zu Hause stirbt und sie das Gefühl haben, Schuld daran zu sein, weil sie z. B. vergessen haben, sich nach dem Spielen die Hände zu waschen, ist es das Schrecklichste, was ein Kind je erleben kann.
3. Folgeschäden: …«

In diesen Empfehlungen zur Erzielung der »gewünschten Schockwirkung« wird sehr ausdrücklich zur Förderung der Regression der Menschen aufgerufen. Zunächst ist schon der offenbar »gewünschte« Schock selbst eine ideale Bedingung für Reaktionen, in denen Menschen das in ihrer Entwicklung erreichte Funktionsniveau eines erwachsenen, verantwortlichen, autonomen Wesens leicht zugunsten des Niveaus eines infantilen, hilflosen, der Realität nicht gewachsenen Geschöpfes aufgeben. Im Weiteren werden dann Vorstellungskomplexe genannt, die zur Beeinflussung der Bevölkerung eingesetzt werden sollten. So wird dann unter 1 zugunsten jener Schockwirkung empfohlen, Urängste zu aktivieren, zunächst die vor dem Ersticken. Dabei handelt es sich tatsächlich um eine Urangst, möglicherweise sogar um die Grunderfahrung der Angst überhaupt. (Gab es Psychoanalytiker in der Expertengruppe?):

> »Beim Angstaffekt glauben wir zu wissen, welchen frühzeitigen Eindruck er als Wiederholung wiederbringt. Wir sagen uns, es ist der Geburtsakt, bei welchem jene Gruppierung von Unlustempfindung, Abfuhrregungen und Körpersensationen zustande kommt, die das Vorbild für die Wirkung einer Lebensgefahr geworden ist und seither als Angstzustand von uns wiederholt wird. Die enorme Reizsteigerung durch die Unterbrechung der Bluterneuerung (der inneren Atmung) war damals die Ursache des Angsterlebnisses, die erste Angst also eine toxische. Der Name Angst – angustiae, Enge – betont den Charakter der Beengung im Atmen, die damals als Folge der realen Situation vorhanden war und heute im Affekt fast regelmäßig wiederhergestellt wird. Wir werden es auch als beziehungsreich erkennen, daß jener erste Angstzustand aus der Trennung von der Mutter hervorging.« (Freud, 1917, S. 411)

Die Empfehlung der Experten zielt demnach darauf, durch die Aktivierung dieser Urangst vor dem Ersticken gerade keine situationsangemessene »Realangst« vor einer beschreibbaren Gefahr zu erzeugen. Vielmehr soll – zumindest in der Vorstellung und ausdrücklich auf dem Wege der Regression – erreicht werden, dass sich die Menschen in den vollkommen ausgelieferten, machtlosen und existenziell aufs Höchste verunsicherten Zustand zurückversetzen, den sie während ihrer eigenen Geburt beziehungsweise kurz danach erlebt haben.

Der zweite zur Beeinflussung empfohlene Vorstellungsbereich zielt zunächst ausdrücklich auf eine Einschüchterung von Kindern durch die Vorstellung furchtbarer Schuld und die Suggestion entsprechender Schuldgefühle. Bereits im Frühjahr 2020 wurden Menschen im Rentenalter als Hauptrisikogruppe beschrieben. Man kann daher annehmen, dass mit den Kindern auch und gerade erwachsene Kinder von Angehörigen dieser Hauptrisikogruppe gemeint sind. Wiederum wird die Bereitschaft zu regressiven Reaktionen geweckt: In diesem Fall durch den Bezug auf psychische Inhalte, die mit schwerwiegenden, oft ungelösten Konflikten aus den ambivalenten Beziehungen des Menschen zu seinen Eltern zusammenhängen und die in psychoanalytischer Sicht einen Kernkomplex bilden.

In der medialen Aufbereitung des Themas Corona war und ist die Verwirklichung dieser Empfehlungen immer wieder zu erkennen. Mit ihrem Einsatz, der kontinuierlichen Präsentation der Bilder sowie durch weitere Maßnahmen wird der Rückgriff auf primitivere Funktionsebenen systematisch gefördert.

Auch vordergründig findet eine Infantilisierung, eine Verkindlichung, des erwachsenen Menschen statt, wenn ihm allenthalben befohlen wird, sich die Hände zu waschen. Vertreter der unteren Exekutive und letztlich die verordnenden Regierungen der Länder und des Bundes geraten damit in die Rolle von Eltern, die über die Kinder bestimmen, sie kontrollieren und maßregeln. Das ist eine regressive Dynamik, in der ein Mechanismus wirkt, der in der Psychotherapie als Übertragung bekannt ist: Ein Interaktionspartner des erwachsenen Menschen wird in die Rolle einer wichtigen Bezugsperson aus der Vergangenheit dieses Menschen gebracht. Zumeist geht diese Dynamik von dem Betreffenden aus, aber solche Übertragungsangebote gibt es auch sonst im gesellschaftlichen Leben, z. B. in Gerichtsritualen, im Verhalten von Polizeibeamten, Vorgesetzten usw. Allerdings wird bei diesen Übertragungsabläufen der Mensch kaum in der beschriebenen Weise gezielt infantilisiert und entmündigt.

Aus Menschen, die es gewöhnt waren, sich autonom und selbstbestimmt in ihrer Welt zu bewegen, werden verunsicherte Wesen, die einen Bogen umeinander machen und die sich fürchten, wenn sie einander nahe kommen. Atmet noch jemand im selben Raum, werden Fenster geöffnet. Desinfektionsmittel (die in der Regel nicht einmal antivirale Eigenschaften besitzen) werden wer weiß wie oft am Tage benutzt. Das Gesicht des Menschen, der prägnanteste Ausdruck seiner Individualität, muss in einer Vielzahl von Alltagssituationen zur Hälfte verdeckt werden. Dadurch wird ein wichtiger Teil der Kommunikation zwischen Menschen beeinträchtigt, die Atmung wird erschwert. Und das, obwohl der Nutzen solcher Masken unter Wissenschaftlern umstritten ist (z. B. Kappstein, 2020) und Gesellschaften, die von solchen Verordnungen bislang weitgehend verschont geblieben sind, offenbar nicht viel schlechter dastehen als Deutschland. Auf die Widersprüche, die sichtbar werden, wenn man den aktuellen Maskenzwang mit Argumentationen für Vermummungsverbote bei Demonstrationen oder Bankbesuchen oder auch Forderungen nach Verboten der Vollverschleierung vergleicht, sei nur am Rande hingewiesen.

In all diesen Maßnahmen sind wiederum Denk- und Verhaltensweisen erkennbar, die früheren, primitiven Entwicklungsstufen entsprechen. Der Volksaberglaube besteht zu einem großen Teil aus Regeln, die vor irgendwelchem Unheil schützen sollen und die bei rationaler Betrachtung als zusammenhanglos und unwirksam erscheinen. Kontakt- und Berührungsverbote, Abstandsgebote, Verhüllung, Maskierung, Einreibungen, Salbungen – all dies findet in verschiedenen Kulturen und kulturellen Entwicklungsstufen in bestimmten Situationen und Kontexten statt. Auch in der Psychopathologie des Individuums finden sich vergleichbare Auffälligkeiten: die Neigung zu Gesichtsverdeckung, z. B. bei selbstunsicheren Persönlichkeiten, Abstandsrituale, fortwährendes Händewaschen und/oder Desinfizieren bei der Angstneurose, besonders aber bei der Zwangsneurose, einer Art psychischer Problematik, die von Freud (1917) stets in engem Zusammenhang mit regressiven Mechanismen gesehen wird.

Die Tatsache, dass in Deutschland die Verordnungen und vorgeblichen Schutzgebote durch Buß- und Strafandrohung durchgesetzt werden sollen und werden, bestätigt den regressiven Charakter der gesamten Maßnahmen. Nicht auf Konsens, Verantwortung und Selbstbestimmtheit wird gesetzt, sondern auf die Logik einer archaischen Pädagogik, die Eigen-Sinn und Autonomie-Streben sanktioniert und letztlich gar kriminalisiert. Dabei ist die zur Begründung herangezogene Gefährdung anderer eine reine Annahme und unbewiesene Behauptung. Sie bezieht sich nämlich auf die Voraussetzung, jeder Mensch sei mit irgendeiner nennenswerten Wahrscheinlichkeit infiziert und potenzieller »Anstecker«. Mit der gleichen Logik könnte es unter Strafe gestellt werden, in einem Geschäft mit einem Geldschein zu bezahlen, wenn bekannt wäre, dass sich irgendwo Falschgeld im Umlauf befindet: Jeder Mensch könnte potenziell Falschgeld in der Tasche haben und weiterverbreiten.

Die genannte Entindividualisierung, die mit einem massenhaften Tragen von Gesichtsmasken verbunden ist, weist auf einen weiteren Aspekt hin, der für die psychologische Betrachtung der Phänomene der Corona-Krise von Belang ist. Verlust von Individualität und Verdeckung von Teilen des individuellen Antlitzes bedeuten auch die Erhöhung der Ähnlichkeit zwischen den Menschen und folglich eine Kollektivierung. Die politischen und in ihrer Gefolgschaft die massenmedialen Aufrufe, die Situation als bedrohlich zu sehen, das »neuartige Coronavirus« zu fürchten und die verordneten Maßnahmen zu akzeptieren, sind in ihrer Gesamtheit als Appell an die Masse der Bevölkerung gemeint. Mit Kampagnen, in denen Werbefachleute (es steht zu fürchten: auch Werbepsychologen) versuchten, »zu Hause bleiben« als Gemeinschaftsleistung, Subordination als Solidarität, »Zusammen mit Abstand« als geistreiches Paradox zu verkaufen, sollte der Massengeist beschworen werden. Durch Inszenierungen von Solidaritäts-Ekstasen, Balkonkonzerten und Ähnlichem wird das Kollektiv – paradoxerweise bei gleichzeitiger Vereinzelung und Isolierung – idealisiert. Psychologisch gesehen zielt das auf affektive Bindungen unter den Untertanen, was in engem Zusammenhang dazu zu sehen ist, dass eine gemeinsame emotionale Bindung an jene entstehen soll, die führen und herrschen. Denn in diesen sollen die (elterlichen) Schützer und Retter erkannt und verehrt werden.

> »Eine solche primäre Masse ist eine Anzahl von Individuen, die ein und dasselbe Objekt an die Stelle ihres Ichideals gesetzt und sich infolgedessen in ihrem Ich miteinander identifiziert haben. … die ausgiebigen

> affektiven Bindungen, die wir in der Masse erkennen, reichen voll aus, um einen ihrer Charaktere zu erklären, den Mangel an Selbständigkeit und Initiative beim Einzelnen, die Gleichartigkeit seiner Reaktion mit der aller anderen, sein Herabsinken zum Massenindividuum sozusagen.« (Freud, 1921, S. 128 f.)

Diese mit weiteren Charakteristika der Masse wie »der Schwächung der intellektuellen Leistung, der Ungehemmtheit der Affektivität« im Ganzen gesehen »ergibt ein unverkennbares Bild von Regression der seelischen Tätigkeit auf eine frühere Stufe, wie wir sie bei Wilden oder bei Kindern zu finden nicht erstaunt sind.« (Freud, 1921, S. 129)

Eine Masse wird daher letztlich nur durch einfache Mittel beeinflusst und geführt: durch die Macht der Bilder, von der schon weiter oben die Rede war, aber auch durch weitere Verfahren, die in der politisch-medialen Propaganda der vergangenen Monate immer wieder zu erkennen waren:

> »Die reine, einfache Behauptung, ohne Begründung und jeden Beweis, ist ein sichres Mittel, um der Massenseele eine Idee einzuflößen. Je bestimmter die Behauptung, je freier sie von Beweisen und Belegen ist, desto mehr Ehrfurcht erweckt sie … Die Behauptung hat aber nur dann wirklichen Einfluß, wenn sie ständig wiederholt wird, und zwar möglichst mit denselben Ausdrücken« (Le Bon, 1895, S. 88).

> »Nie haben die Massen nach Wahrheit gedürstet. Von den Tatsachen, die ihnen mißfallen, wenden sie sich ab

> und ziehen es vor, den Irrtum zu vergöttern, wenn er sie zu verführen vermag. Wer sie zu täuschen vermag, wird leicht ihr Herr, wer sie aufzuklären sucht, stets ihr Opfer« (Le Bon, 1895, S. 78).

Beeinflussung und Führung der Bevölkerung durch Entindividualisierung und Nutzung massenpsychologischer Effekte ist aber nur die eine Seite des in der Corona-Krise zu beobachtenden Machtmechanismus. Gleichzeitig mit der beschriebenen Entindividualisierung wird die Masse durch Ausgangsbeschränkungen, Versammlungsverbote, Abstandsgebote und Maskenverordnungen wieder auseinanderdividiert, allerdings nicht im Sinne einer Individualisierung, sondern im Sinne einer Vereinzelung. Während man also einerseits auf die leichte Lenkbarkeit der regressionsbereiten Masse setzt, wird diese Masse ihrer potenziellen Gefährlichkeit beraubt, wird sie entmachtet durch die Erschwerung der direkten Kommunikationsmöglichkeiten, das Ausschließen ihrer faktischen Gestaltgewinnung in Versammlungen ihrer Mitglieder usw. Kommt es aber doch zur Massenbildung, z. B. bei Demonstrationen, werden solche Massen durch Marginalisierung und Stigmatisierung entmachtet.

Vielleicht kann auch die oftmals belächelte Besonderheit, dass in Deutschland zu Zeiten des sogenannten Lockdowns Engpässe in der Versorgung mit bestimmten Artikeln des täglichen Bedarfs auftraten, als Symptom einer akuten Regression verstanden werden. Das Horten von Mehl und Nudeln mag noch als rational vertretbare Vorratshaltung einzuschätzen sein. Beim Horten von Toilettenpapier, das sich bei der zweiten Infektionswelle im Herbst 2020 zu wiederholen scheint, kann der Karikaturist die Absicht erkennen, dass man in der Angst immerhin »seinen Arsch retten« möchte. Psychoanalytisch aber kann eine Regression auf eine frühe Entwicklungsstufe vermutet werden, in der sich ein großer Teil der Aufmerksamkeit des kleinen Kindes (und seiner Umgebung) auf Vorgänge der Ausscheidung konzentriert.

Mit den bisherigen Ausführungen wurden einige Auffälligkeiten beschrieben, die in medialer Darstellung und krisenpolitischen Maßnahmen erkennbar sind und mit Absichten in Zusammenhang gebracht werden können, Menschen bzw. eine ganze Bevölkerung in Richtung einer Regression zu beeinflussen. Die Frage, inwieweit diese Absichten erreicht wurden, ist derzeit noch nicht zu beantworten. Es ist schwer einzuschätzen, wie groß der Teil der Bevölkerung ist, der überhaupt Anzeichen einer Regression gezeigt hat oder zeigt. Das Beispiel des Toilettenpapier-Hamsterns ist sicher marginal. Bedenklicher erscheinen Beispiele von Aufseher- und Denunziantentum, in denen die Vielzahl neuer Vorschriften genutzt werden, um sich in infantiler Weise zum Bewacher der anderen aufzuspielen. Hier können aber auch andere als regressive Tendenzen, nämlich persönlichkeitspsychologische Faktoren, eine Rolle spielen. Es sei an die klassischen Studien zum autoritären Charakter von Theodor W. Adorno (1949–1950) erinnert. Bedenklicher erscheinen weiter die Fälle von ängstlicher infantiler Subordination, depressivem Rückzug, angstneurotischen Reaktionen sowie Rückfälle von Suchtkranken und Psychotikern, in denen die behandelnden Psychotherapeuten und Psychiater Regressionsereignisse erkennen können.

Inwiefern in der Frage der Verbreitung regressiver Reaktionen Umfrageergebnisse herangezogen werden können, muss fraglich bleiben. Allein die möglicherweise verbreitete Bereitschaft zur Einhaltung der Verordnungen lässt noch keinen Schluss auf die Wirksamkeit der Beeinflussungsversuche zu, da ja damit noch nichts über die psychische Verfassung der Betroffenen ausgesagt werden kann.

Regression im Sinne einer »Rückkehr von einer höheren auf eine niedrigere Stufe der Entwicklung« (Freud, 1917, S. 355) findet in der Zeit der Corona-Krise nicht nur auf der individuellen Ebene statt: Im Wirtschaftsbereich ist etwas Ähnliches gemeint, wenn statt von Regression von Rezession die Rede ist. Die durch den sogenannten Lockdown, durch danach anhaltende Maßnahmen, die Teile der Wirtschaft einschränkten, und erneut durch den zweiten Lockdown im November 2020 ausgelöste wirtschaftliche Krise betrifft in erster Linie den Mittelstand. Dieser droht durch Konkurse, Insolvenzen und Schrumpfungsprozesse von seinem bisherigen Entwicklungsniveau zu regredieren. In diesem Zusammenhang sind erneut massive Umverteilungen in den Eigentumsverhältnissen im Sinne einer weiteren Konzentration bei Großkonzernen und deren Eignern zu erwarten.

Im europapolitischen Bereich ist die Schließung der meisten innereuropäischen Grenzen im Frühjahr 2020 als Regression auf ein seit Jahrzehnten überwunden geglaubtes Niveau der Zwischenstaatlichkeit beschreibbar.

Auf gesellschaftlicher Ebene ereignen sich Regressionen auf xenophobe Ausgrenzungstendenzen, wenn Arbeitsmigranten aus Osteuropa oder von Urlaubsreisen heimkehrende Deutsche mit Migrationsgeschichte als Infektionsträger und -verbreiter stigmatisiert werden.

Auch ein Journalismus, der sich zu einer selbstbewussten gesellschaftlichen Instanz entwickelt zu haben glaubte, indem er die Rolle einer vierten Staatsgewalt mit bedeutenden Korrekturfunktionen auszufüllen strebte, regrediert – zumindest in seinen einflussreichsten, von einer Vielzahl von Bürgern genutzten Medien – auf eine Ebene, auf der weder im politischen noch im wissenschaftlichen Diskurs zu den aktuell drängenden Fragen Ausgewogenheit und Pluralismus hergestellt werden. Die Stigmatisierung kritischer Positionen und die Herabwürdigung und teilweise sogar Ausgrenzung begründeter und differenzierter Antithesen zu den herrschenden Auslegungen von Politik und Wissenschaft sind in erster Linie dieser vereinseitigenden Haltung anzulasten.

Schließlich ist auch die Regression eines Staatssystems auf ein primitiveres Funktionsniveau unübersehbar. Von der nicht ohne Mühen erreichten Ebene einer einigermaßen funktionierenden parlamentarischen Demokratie, die auf einem Grundgesetz basiert, das die in den vergangenen 250 Jahren errungenen Freiheitsrechte seiner Bürger garantieren sollte, wird es zu einem Staat im Ausnahmezustand, unter dessen Prämissen eine ganze Reihe eben jener Grundrechte in dramatischer Weise außer Kraft gesetzt werden. Von einem auf Parlamentarismus, Gewaltentrennung und Rechtsstaatlichkeit basierenden System wird regrediert auf das Verordnungssystem dieses Ausnahmezustandes – und das ist, ohne Polemik, in ganz nüchterner staatstheoretischer Definition ein diktatorisches Staatssystem – und sei es eine »kommissarische« oder »verfassungsmäßige« Diktatur, in der die Exekutive ermächtigt wird, am Parlament vorbei zu entscheiden, bestenfalls vorübergehend. Agamben (2003), der in den staatspolitischen Entwicklungen des 20. Jahrhunderts eine Tendenz zu einer immer weiter um sich greifenden Ermächtigung dieser Art erkennt, würde uns allerdings empfehlen, hinsichtlich des vorübergehenden Charakters des Ausnahmezustands nicht allzu optimistisch zu sein.

Es gibt weitere charakteristische Merkmale der psychischen Funktionsebene des Primärvorgangs, die auf verschiedenen gesellschaftlichen Ebenen zu erkennen sind: Individualpsychologisch handelt es sich um typische Methoden, mit der Welt, die das Subjekt umgibt, umzugehen, oft auch, um durch ebendiese Welt provozierte Ängste abzuwehren: sogenannte primitive Abwehrmechanismen. Bei diesen Abwehrmechanismen handelt es sich u. a. um Projektion, Omnipotenzfantasie, Verleugnung, Spaltung und Verkehrung. Die Anwendung solcher Abwehrmechanismen erscheint z. B. in den von verschiedenen gesellschaftlichen Gruppen in wörtlich gleicher Form gegenseitig erhobenen Vorwürfen, ohne Vernunft zu urteilen und zu handeln (Projektion). Sie erscheint in den Anmaßungen jener Politiker, die sich überparlamentarische Rechte (oder nach Agamben (2003) besser: Rechte, die sich außerhalb des Rechtes befinden) aneignen; auch in den Ex-cathedra-Verkündigungen und Rollenanmaßungen einzelner Fachwissenschaftler; auch bei Journalisten, die sich die alleinige Verfügung über die Wahrheit anmaßen und jeden Diskurs und jede wirkliche Debatte blockieren (Omnipotenzfantasie). Die Anwendung solcher primitiven Abwehrmechanismen erscheint weiter in der politisch-medialen Ausblendung und Negation von noch so fundierten fachwissenschaftlichen Positionen, die außerhalb des erwünschten Denksystems liegen (Verleugnung), sie erscheint in der Verdrehung von Gegebenheiten, wenn Kindern die Verantwortung für Alte zugemutet wird oder »sozialer Abstand« und Kontakteinschränkungen zu Gemeinsamkeit oder Solidarität stilisiert werden (Verkehrung). Und sie erscheint schließlich, wenn in einem gesamtgesellschaftlichen Prozess durch Idealisierungen und Abwertungen eine tiefgreifende Spaltung der Bevölkerung provoziert wird.

Die Störung

Regression ist ein psychischer Vorgang. Sie kann ein Symptom einer Störung sein – und ist in der Tat Symptom vieler verschiedener Störungen – sowie Bestandteil einer pathologischen Dynamik. Regression ist indessen keine Diagnose. Es stellt sich daher nach der Betrachtung der regressiven Symptomatik, die sich in vielfältiger Weise im Zusammenhang mit der Corona-Krise zeigt, die Frage, Symptom welcher Störung sie denn sein könnte.

Wo findet die Störung statt? Es wurde an mehreren Beispielen gezeigt, dass die Symptomatik einer Regression sowohl individuelle Menschen wie auch die Masse der Menschen betrifft, dass sie in politischem und in wissenschaftlichem Handeln sichtbar wird, dass sie im Verhältnis zwischen Staaten auftritt und in wirtschaftlichen Zusammenhängen. Das bedeutet, Regression betrifft das gesamte System, den Menschen und seine Welt.

Wir gelangen also zu einer vorläufigen These: All diese in der Corona-Krise auftretenden Symptome von Regressionen verweisen, indem sie in Zusammenhang mit der Entwicklung massiver Ängste auftreten, auf eine zugrunde liegende Störung nicht einzelner Individuen oder einzelner Gruppen, sondern auf eine Störung des gesamten Systems, der aktuell bestehenden Konstruktion von Wirklichkeit.

Es gehört seit jeher zu den Schwächen der Psychopathologie, dass sie die den kranken Menschen umgebende Realität implizit als ungestört, in Ordnung, als gesund betrachtet. Damit wird sie den in Wahrheit komplexeren, erst aus der Interaktion mit der gestörten Realität, also mit Bezugspersonen, Gruppen und schließlich der gesamten Gesellschaft, erklärbaren Phänomenen nicht gerecht. Dennoch betrachten wir zunächst einige Arten von individueller psychischer Störung, zu deren Symptomatik Regressionen gehören. Denn von diesen ausgehend kann die Frage nach dem Wesen der Gesamtstörung weiterverfolgt werden.

Der Mensch verhält sich zu seiner Welt. Er nimmt sie wahr mit den Instrumenten seines Bewusstseins, den Sinnen, und dem vorbewussten Reservoir seiner gesamten Erfahrungen und all dessen, was er je gelernt hat. Er agiert in seiner Welt und reagiert auf die Impulse, die aus seiner Welt auf ihn einwirken. Regressionen betreffen wie beschrieben teilweise die Dynamik innerhalb seines psychischen Systems. Das ist der Fall, wenn der Mensch auf Funktionsebenen zurückgeht, die früheren Entwicklungsstufen angehören und zu deren Eigentümlichkeiten es gehört, dass der Mensch auf ihnen auch ansonsten unbewussten Impulsen folgt und zumindest teilweise in der Funktionslogik des Primärvorganges, die vor der Entwicklung eines realitätsangepassten Bewusstseins liegt, erlebt und handelt.

Individuelle Störungen

In welchen Arten von individuellen psychischen Störungen können regressive Prozesse beobachtet werden?

Die dem Gefühl des Unheimlichen zugrunde liegenden Mechanismen haben uns schon beschäftigt. Auch von der Symptomatik der Zwangsneurosen war schon die Rede. In diesen neurotischen Formen psychischer Auffälligkeit versucht das Ich, das sich im Konflikt zwischen Ansprüchen unbewusster Herkunft und den Ansprüchen der Realität sieht, Kompromisse zu finden, die es erlauben, verdrängte Vorstellungen nicht bewusst werden zu lassen und die Forderungen der Realität »so gut es eben geht« zu erfüllen. Außer den Zwangsneurosen sind es in vielen Fällen auch die Angstneurosen, denen solche oder ähnliche Mechanismen zugrunde liegen. Zur Symptomatik der Zwangsneurosen gehört neben der Regression beispielsweise das zwanghafte Verrichten bestimmter Handlungen wie Händewaschen, Schritte zählen, Kontrollvorkehrungen treffen und Berührungen vermeiden. Zur Symptomatik der Angstneurosen gehört neben der Regression beispielsweise die nicht objektiv begründete und nachvollziehbare Angst vor bestimmten Situationen oder Objekten (Phobien), also vor Menschenansammlungen, anderen sozialen Situationen, Infektionen, bestimmten Tieren o. a., dann auch die generalisierte Angst oder auch ohne bestimmten Anlass auftretende akute Angstzustände, zumeist von körperlichen Symptomen begleitet – sogenannte Panikattacken.

Es gibt aber auch Arten psychischer Störungen, bei denen die aus den Bereichen des Unbewussten generierten Denk- und Vorstellungsinhalte das bewusste Ich in einer Weise dominieren, zuzeiten sogar überfluten, dass angesichts dieser »inneren« Dynamik der Bezug der Person zur Realität empfindlich gestört wird. Es handelt sich dann nicht etwa um Zustände der Bewusstlosigkeit, sondern um Zustände, in denen das Bewusstsein vom »inneren Input« dermaßen in Anspruch genommen wird, die Verarbeitungsleistungen so primärprozesshaft werden, dass die Ansprüche der die Person umgebenden Welt, wenn auch nicht vollkommen ausgeblendet, so doch weitgehend überblendet und verzerrt werden. Die Beziehung zur Realität ist dadurch erschwert, ja teilweise sogar unterbrochen. Etwas Derartiges findet in affektiven und kognitiven Psychosen statt. Die Betroffenen entwickeln in solchen Zuständen naturgemäß oft ausgeprägte Ängste, weil ihnen der Umgang mit der Welt in dieser beunruhigenden Weise erschwert ist und ihnen die Unterscheidung zwischen innerem und äußerem Input schwerfällt.

Substanzbedingte Störungen sind für unseren Zusammenhang ebenfalls von Interesse. Auch in ihnen ereignen sich typischerweise Regressionen. Sie haben Ähnlichkeiten mit den zuvor genannten Psychosen. Allerdings handelt es sich hier um eine Art von toxischen Psychosen, denn die Überblendung der Realitätswahrnehmung wird nicht durch eine Überflutung durch unbewusstes Material, sondern durch die Wirkung einer berauschenden Substanz ausgelöst. Die zugrunde liegende psychische Problematik aber ist die überstarke Beziehung des Betroffenen zu ebendieser Substanz, die ihn veranlasst, den Rauschzustand immer wieder, immer öfter bis hin zu fortwährend herbeizuführen. Diese überstarke Beziehung zur Substanz führt zu entsprechenden Störungen in den sonstigen Beziehungen zur Welt. Oft sind zugleich Störungen in den sonstigen Beziehungen zur Welt auch einer der Gründe dafür, dass sich jene überstarke Beziehung zum Rauschmittel überhaupt entwickeln konnte. In der rauschbedingten Regression aber kommt es wiederum zur Freisetzung sonst verdrängter, unbewusster Impulse oder Vorstellungen.

In einer ganz anderen Gruppe von psychischen Störungen ergeben sich aus der Persönlichkeitsentwicklung heraus Methoden und Strategien des Umgangs mit der Welt, die in verschiedener Hinsicht so extrem sind, dass auch dadurch der Bezug zur Realität erschwert ist – dies aber nicht im Sinne einer unsicheren Erkenntnis der Realität, sondern aufgrund der persönlichen Sichtweisen (der Charakterperspektive) und aufgrund der entsprechenden Reaktionen der Umgebung auf die extremen Verhaltensweisen, die dann oft die Charakterperspektive erneut bestätigen. Solche Persönlichkeitsstörungen beruhen in der Regel auf bereits im frühen Lebensalter entstehende Beschwernisse bei der Entwicklung eines stabilen Ich und können sehr verschiedene Ausprägungen annehmen. Eine davon ist die narzisstische Persönlichkeitsstörung. Hans-Joachim Maaz (2012; siehe seine Beiträge in diesem Band) hat wiederholt auf die besondere Bedeutung hingewiesen, die dem pathologischen Narzissmus nicht nur für die Situation einzelner Betroffener, sondern für eine ganze vom Narzissmus geprägte Gesellschaft zukommt.

Systemstörungen

Ich erinnere an die Ausgangsfrage dieses Kapitels, die lautet, welche Art von Störung dem zu beobachtenden Regressionsgeschehen zugrunde liegt und wo diese Störung eigentlich stattfindet. Und ich erinnere an die dort formulierte These, denn die jetzt kurz skizzierten Gruppen psychischer Störungen betreffen ja Probleme des Individuums. In den Auffälligkeiten der Corona-Krise aber geht es doch offenbar nicht nur um Reaktionen Einzelner, sondern um Probleme einer ganzen Gesellschaft. Der eben genannte Hinweis auf den Erklärungsansatz von Maaz weist uns eine wichtige Spur: Eine Persönlichkeitsstörung wie der Narzissmus könnte, wenn er nur weit genug verbreitet ist, zum Lebensprinzip einer Gesellschaft von Menschen werden, die sich nach narzisstischer, regressiver Logik verhält, indem kompensatorische Selbstüberschätzung bei gleichzeitiger, tief verwurzelter Selbstunsicherheit zur Methode des Überlebens in der Welt wird. Der mit lebensgeschichtlich frühen Traumatisierungen verbundene Gefühlsstau aber würde in der Situation einer massiven Beängstigung zur Ausbildung von Störungssymptomen führen.

Die regressiven Reaktionen der Individuen sind nicht einfach Wirkungen, die von außen durch Propaganda ausgelöst werden. Sie sind Bestandteil einer Interaktion, sind demgemäß eher Spiegel der Regressionen, die gesamtgesellschaftlich geschehen. Regrediert ein ganzes System, seine Repräsentanten und Anführer, seine Institutionen, so können Individualdiagnosen die Problematik offenbar nicht mehr angemessen erfassen.

Ähnlich wie im Rausch, ähnlich wie in der Psychose geschieht in der Corona-Krise ein Rückzug von der Realität. Der sogenannte Lockdown, aber auch alle möglichen einzelnen Schutzmaßnahmen führen – wie es zwischenzeitlich in der psychotherapeutischen Praxis schon deutlich sichtbar wird – bei Menschen zu Einschränkungen ihrer Überzeugung, in der Welt wirksam sein zu können und einen sicheren Status innezuhaben. Sie führen oftmals zu depressiver Verarbeitung der damit verbundenen Selbstwertzweifel und zu einem reaktiven Rückzug, der dem durch Kontakteinschränkungen, Abstandsgebote usw. von außen auferlegten Rückzug entspricht. Der von außen auferlegte Rückzug ist nun seinerseits einer spezifischen

Pathologie entsprungen. (Wer dies bezweifelt und den verordneten Rückzug für unabdingbar und »eben nur vernünftig« hält, konfrontiere sich mit dem Beispiel Schwedens, das diesen Rückzug, wenn überhaupt, nur sehr behutsam und respektvoll verordnete.) Das Mittel der Verordnung des Rückzugs aber war und ist die durch Bilder, Behauptungen und Wiederholungen vermittelte Angst, schließlich sogar die Angst einer infantilisierten Bevölkerung vor Strafen. Die Realität aus der Position des regressiven Rückzugs zu verkennen, ist demnach hier zu einem nicht mehr individuellen Phänomen geworden. Es hat sich zu einem Phänomen der Gesamtheit oder doch zumindest eines beträchtlichen Teils einer Gesellschaft und ihrer Individuen entwickelt.

Was gesellschaftlich als Regel, Verbindlichkeit und schließlich auch als Wahrheit gelten soll, wird in einem Prozess der Normierung definiert. Selbst das, was als Vernunft gilt, ist nicht ein objektiv Gegebenes, sondern das Ergebnis einer Normierung: »Der Wahnsinn, wenn er epidemisch wird, heißt Vernunft« (Jacobi, 1844; nicht Panizza, wie oft behauptet wird, der zitiert Jacobi).

Angst und Regression haben durch Bilder, Behauptungen und Wiederholungen Menschen erfasst, die diese Angst als Realangst auffassen, weil sie den Darstellungen der Realität, wie sie ihnen politisch und medial vorgegeben werden, Glauben schenken. Die Realität ist eben nicht einfach objektiv gegeben, sie stellt sich dar und sie wird dargestellt. Insbesondere die Medien haben da eine bedeutende Funktion in der Realitätsdarstellung und -vermittlung (Medium = Mittler) durch ihre Auslegung, durch ihre Auswahl, durch ihre Eingrenzungen, durch ihr *framing*.

Es ist davon auszugehen, dass auch unter den Menschen, die diese Realitätsdarstellung verantworten, also unter Politikern, Wissenschaftlern, Journalisten u. a. Angst und Regression gleichermaßen verbreitet sind. Und schließlich lässt sich auch bei Menschen, die es ablehnen, sich durch das »neuartige Coronavirus« und die damit verbundene Panikdynamik ängstigen zu lassen, zumindest teilweise feststellen, dass sie die provozierten, jedoch bewusst abgelehnten Ängste verschieben: Statt Angst vor dem Virus entsteht Angst vor den dunklen Mächten, die die Angst vor dem Virus herbeiführen wollen. Statt Angst vor der Infektion entsteht Angst vor der Entrechtung. Statt Angst vor der Pandemie entsteht Angst vor dem Totalitarismus.

Die Beschreibung der Phänomene hat noch nichts zu tun mit Mutmaßungen über Absichten, die den Phänomenen zugrunde liegen. Absichten können erklärt werden. Sie können erkannt werden. Sie können unterstellt werden. Wer aber ist das Subjekt, dem Absichten zuzuschreiben wären? Diese Frage ist umso schwerer zu beantworten, je komplexer die Bedingungssysteme von Entwicklungen sind, je mehr menschliche und dingliche Faktoren an einer Entwicklung beteiligt sind.

Es ist ein verhältnismäßig einfacher Erklärungsansatz, wenn als Verursacher der beschriebenen regressiven Symptome Personen vermutet werden, die aus persönlichen Interessen handeln. Sie verfolgen Absichten und Ziele und wenden verdeckt massenpsychologische Mechanismen an, um jene Absichten und Ziele zu erreichen. Dieser Erklärungsansatz ist in Diskussionen um gesellschaftliche Phänomene schon oft zur Sprache gekommen. Als recht aktuelles Beispiel kann die Analyse Rainer Mausfelds herangezogen werden, in der er über den

Einsatz von Beängstigung im Interesse politisch-ökonomischer Machthaber reflektiert:

> »Demselben Zweck einer Verdeckung eigener Ziele und Absichten dient eine Angsterzeugung durch propagandistische Deklaration einer großen Gefahr X, der die Bevölkerung durch einen ›Kampf gegen X‹ entschlossen entgegentreten müsse. … X kann dabei so ziemlich alles sein, was sich irgendwie wirksam zur Angsterzeugung nutzen lässt. X kann also für ›Kommunismus‹ stehen, für Migranten, ›Sozialschmarotzer‹, Terrorismus, Fake News und Desinformation, Rechtspopulismus, Islamismus oder für irgendetwas anderes. Durch die propagandistische Ausrufung eines ›Kampfes gegen X‹ lassen sich in ›kapitalistischen Demokratien‹ gleichzeitig mehrere von den Zentren der Macht gewünschte Ziele erreichen: Zum einen wird der für Machtzwecke nutzbare Rohstoff ›Angst‹ produziert, zudem lassen sich unter dem Vorwand eines Kampfes gegen X demokratische Strukturen abbauen und auf allen Ebenen der Exekutive und Legislative autoritäre Strukturen etablieren.« (Mausfeld, 2019)

Setzen wir also im vorliegenden Zusammenhang die Covid-19-Pandemie oder auch nur das »neuartige Coronavirus« für »X«, ergibt sich die These eines zielgerichteten Einsatzes der Angst zur »Verdeckung eigener Ziele und Absichten«, woraus sich unmittelbar die Frage ableitet, wer denn Eigentümer dieser Ziele und Absichten sein könnte: Regierende? Kapitaleigner? Pharmaindustrie? Einzelne prominente Akteure? Es ist durchaus empfehlenswert, in diesem Kontext eine Dokumentation des deutsch-französischen Fernsehsenders Arte und des NDR erneut zu sehen, die im Jahre 2009 zu dem damals wegen der sogenannten Schweinegrippe ausgerufenen »weltweiten Gesundheitsnotstand« und damit verbundenen Skandalen produziert wurde (»Profiteure der Angst«; Pinzler, 2009). Es ist als sicher anzunehmen, dass es auch Profiteure der Corona-Krise gibt und geben wird, alleine schon angesichts der Unsummen von Geld, die für virologische Forschung und Impfstoffentwicklung zur Verfügung gestellt werden. Dennoch kann es nicht befriedigen, die Frage, wie eine gesamtgesellschaftliche und globale Krise ausgelöst werden konnte, damit zu beantworten, es sei eben wohl das Interesse einer verhältnismäßig kleinen Gruppe von Menschen durchgesetzt worden. Wohlgemerkt: Das ist nicht unmöglich. Eher ist jedoch von einem komplexeren Sachverhalt auszugehen.

Verbinden wir die psychoanalytische Perspektive mit dem Ansatz einer konstruktivistischen Psychologie, lässt sich Folgendes aussagen: Die Dynamik des individuellen psychischen Systems, die in komplexer Weise das Zusammenspiel der verschiedenen Bewusstseinsebenen regelt, wird in ihrem Verhältnis zur Realität bestimmt. In konstruktivistischer Sicht bedeutet das jedoch nicht, dass Selbst und Welt wirklich voneinander abzugrenzende Einheiten sind. Vielmehr konstituiert sich Wirklichkeit erst in der Gesamtkonstruktion eines Selbst in seiner Welt. Denn die psychische und physische Wirklichkeit des Menschen ist nicht beschränkt von den Grenzen des Subjekts. Sie ist vielmehr eine ganze Welt. Andere Menschen, »Äußeres«, Objekte, was immer auch in unserem Bewusstsein auf seinen verschiedenen Funktionsebenen »vorkommt«, ist Teil der psychischen Wirklichkeit. Unser Erfahrungs-, Bewegungs- und Vorstellungsraum umfasst die Vielzahl der Objekte. In unserer Entwicklung entsteht diese Welt. Sie gewinnt Gestalt in einem fortwährenden Prozess. Dieser Gestalt gehört Subjektives wie Objektives gleichermaßen an.

Von hier aus eröffnet sich die Möglichkeit, über die Betrachtung individualpsychologischer und massenpsychologischer Phänomene und auch über die Annahme von einfachen Kausalitäten, von absichtsvoller Steuerung hinauszudenken: Bei der Reflexion der Störung, für die uns die vielfältigen Anzeichen von regressiven Prozessen Anhaltspunkte geliefert haben, gelangen wir zu der Auffassung, die Störung betreffe nicht den Einzelnen, nicht die Masse, die sich aus den Einzelnen bildet, nicht die Führungspersonen oder die »Eliten«, nicht Behörden, Ministerien oder die Weltgesundheitsorganisation (WHO) – sondern sie betrifft das gesamte System, die Konstruktion von Wirklichkeit in dieser Welt und dieser Zeit.

Diese Konstruktion von Wirklichkeit zu charakterisieren, erfordert eine kultur- und gesellschaftshistorische Einordnung. Die Geschichte Europas, seiner Kolonien und seines sich – im weiteren Sinne einer Kolonialisierung durch die Verbreitung seiner Denksysteme – stetig vergrößernden weltweiten Machtbereichs ist in den vergangenen etwa fünf Jahrhunderten von einem gewaltigen Transformationsprozess geprägt. Anzeichen dafür ist der radikale Perspektivwechsel, der in der Geistesgeschichte des Menschen in dieser Zeit stattgefunden hat. Er ist gekennzeichnet durch eine gegenüber dem Mittelalter grundlegend veränderte Sicht auf die Bedeutung des Individuums, auf die Erkennbarkeit der Welt und auf die Beherrschbarkeit der Natur. Im Zuge dieser Entwicklung entstehen neu definierte Wissenschaften, die der Erfassung, Ordnung und Beherrschung der Welt dienen. Es erfolgt die Rationalisierung des Denkens und der Lebensformen: Rationalistische, analytische Aneignung der Welt, Technisierung, Industrialisierung, Urbanisierung – all jene Prozesse, die im Zusammenhang mit einer Grundtendenz zu denken sind, die als »Aufklärung« das Ende des Mythos, der Herrschaft der Welt-Auslegungen der Religionen, das Ende des Dunkel-Unverstehbaren, letztlich auch des Spirituellen, psychologisch gesehen durchaus auch das Ende der Angst in Aussicht zu stellen wagten. Bedeutend sind während dieser gesamten »Neuzeit« auch ihre Gegenströmungen: die Bemühungen jeder Art von Romantik, den Verlust der Spiritualität, den Verlust des Irrationalen nicht hinzunehmen und auf das »Andere der Vernunft« (Böhme & Böhme, 1983), auf den »Rest der Gleichung, die nicht aufgeht« (Buber, 1909) hinzuweisen.

Romantische Gegenbewegungen haben große kulturhistorische Relevanz. Die Umdeutungs- und Umwandlungsprozesse, die von der Aufklärung getragen wurden, konnten sie wohl modifizieren und komplizieren, jedoch nicht aufhalten: »Aufklärung ist totalitär« (Horkheimer & Adorno, 1947). Mit ihr entsteht ein Wechsel der Machtverhältnisse: Die Macht der katholischen Kirche reduziert sich – zumindest vordergründig – grundlegend. Aristokratische, monarchistische Machtsysteme durchlaufen einen raschen Wandel und gehen schließlich unter. Parlamentarismus, demokratische Herrschaftssysteme entstehen in einem im Einzelnen unterschiedlich verlaufenden Prozess bürgerlicher Revolutionen. In ökonomischer Hinsicht sind sie getragen von den mit der Industrialisierung einhergehenden neuen Methoden der Mehrwertschaffung, von der

Kapitalakkumulation und im Zusammenhang damit von neu entstehenden Eigentumsverteilungen.

Die Entwicklung der bürgerlich-kapitalistischen Gesellschaft ist indessen nicht allein aus ökonomischen Prinzipien heraus zu verstehen. Michel Foucault hat darauf hingewiesen, dass eine wesentliche Veränderung darin bestand, dass das alte Recht der Souveränität, das die Macht über den Tod der Untertanen umfasste, transformiert wird in das Recht, das der »Gesellschaftskörper auf die Sicherung, Erhaltung oder Entwicklung seines Lebens geltend macht« (Foucault, 1977). Diese Transformation wird begleitet von der Entstehung bestimmter Machttechniken:

> »Im 17. und 18. Jahrhundert sieht man Machttechniken entstehen, die wesentlich auf den Körper, den individuellen Körper gerichtet waren. All diese Prozeduren ermöglichten die räumliche Verteilung der individuellen Körper (ihre Trennung, ihre Ausrichtung, ihre Serialisierung und Überwachung) und die Organisation eines ganzen Feldes der Sichtbarkeit rund um diese individuellen Körper. Mit Hilfe dieser Techniken vereinnahmte man die Körper, versuchte man ihre Nutzkraft durch Übung, Dressur usw. zu verbessern. Es handelte sich um Techniken der Rationalisierung und der strikten Ökonomie einer Macht, die auf am wenigsten kostspielige Weise mittels eines gesamten Systems der Überwachung, der Hierarchie, Kontrolle, Aufzeichnung und Berichte ausgeübt werden sollte: Diese gesamte Technologie wird man als Disziplinartechnologie der Arbeit bezeichnen.« (Foucault, 1996, S. 285)

Unter den zahlreichen Beispielen für fortwährend weiterentwickelte Disziplinarmechanismen, die Foucault (insbesondere 1975) aufführt, findet sich ein Reglement vom Ende des 17. Jahrhunderts, das Maßnahmen vorschreibt, die zu ergreifen waren, wenn sich die Pest in einer Stadt ankündigte. Nach Schilderung dieses Reglements fasst er zusammen:

> »Dieser geschlossene, parzellierte, lückenlos überwachte Raum, innerhalb dessen die Individuen in feste Plätze eingespannt sind, die geringsten Bewegungen kontrolliert und sämtliche Ereignisse registriert werden, eine ununterbrochene Schreibarbeit das Zentrum mit der Peripherie verbindet, die Gewalt ohne Teilung in einer bruchlosen Hierarchie ausgeübt wird, jedes Individuum ständig erfasst, geprüft und unter die Lebenden, die Kranken und die Toten aufgeteilt wird – dies ist das kompakte Modell einer Disziplinierungsanlage. Auf die Pest antwortet die Ordnung …« (Foucault, 1975, S. 253)

In diesem Modell einer Disziplinierungsanlage (welches, wie er anmerkt, in zahlreichen Varianten zur Anwendung kam) erkennt Foucault den grundlegenden Anspruch der Macht auf Totalüberwachung und den von ihm so benannten »Panoptismus«. Es handelt sich um eine der Methoden,

> »Macht über die Menschen auszuüben, ihre Beziehungen zu kontrollieren und ihre gefährlichen Vermischungen zu entflechten. Die verpestete Stadt, die von Hierarchie und Überwachung, von Blick und Schrift ganz durchdrungen ist, die Stadt, die im allgemeinen

Funktionieren einer besonderen Macht über alle individuellen Körper erstarrt – diese Stadt ist die Utopie der vollkommen regierten Stadt/Gesellschaft. Die Pest (jedenfalls die zu erwartende) ist die Probe auf die ideale Ausübung der Disziplinierungsmacht.« (S. 255)

Unter Einbeziehung, Integration und Nutzung der Disziplinartechnik entwickelt sich ab dem Ende des 18. Jahrhunderts eine neue Machttechnologie, die Foucault als »Bio-Macht«, als »Bio-Politik« bezeichnet. Hat sich die Disziplinartechnik in erster Linie auf den einzelnen Menschen und seine Disziplinierung gerichtet, geht es der Bio-Politik um die Erfassung und Regulierung der Masse in den Ausformungen ihrer Lebensprozesse: Geburten- und Sterberaten, Fruchtbarkeit, Krankheiten, Hygiene, Milieus usw.

> »Nach einem ersten Machtzugriff auf den Körper, der sich nach dem Modus der Individualisierung vollzieht, haben wir einen zweiten Zugriff der Macht, nicht individualisierend diesmal, sondern massenkonstituierend, wenn Sie so wollen, der sich nicht an den Körper-Menschen, sondern an den Gattungs-Menschen richtet.« (Foucault, 1996, S. 286)

> »Es ist ein neuer Körper: ein Körper mit zahlreichen Köpfen … Es geht um das Konzept der ›Bevölkerung‹. Die Bio-Politik hat es mit der Bevölkerung … als zugleich wissenschaftlichem und politischem Problem, als biologischem und Machtproblem zu tun …« (S. 289)

Bio-Politik erstellt Statistiken, Messungen, Prognosen usw. Besonders aber sucht sie, in die Lebensverhältnisse einzugreifen, um Verteilungen, Quoten, Raten zu verbessern.

> »Es geht insbesondere darum, Regulationsmechanismen einzuführen, die in dieser globalen Bevölkerung mit ihrem Zufallsfaktor ein Gleichgewicht herstellen, ein Mittelmaß wahren, eine Art Homöostase etablieren und einen Ausgleich garantieren können; es geht kurz gesagt darum, Sicherheitsmechanismen um dieses Zufallsmoment herum, das einer Bevölkerung von Lebewesen inhärent ist, zu errichten und das Leben zu optimieren …« (S. 290)

Gleichzeitig mit der Etablierung der Bio-Macht kommt es zu einer fortschreitenden Abwertung des Todes, zum Schwinden der Ritualisierung des Todes. Die Macht, die sich auf das Leben bezieht, die berufen ist, das Leben zu regulieren, zu kontrollieren und zu optimieren, verliert sich angesichts des Todes.

> »Er steht außerhalb der Macht: ist das, was sich ihrem Zugriff entzieht und worauf die Macht nur allgemein, global und statistisch Zugriff hat. Die Macht hat nicht auf den Tod, sondern auf die Sterberate Zugriff. … Die Macht kennt den Tod nicht mehr.« (S. 292 f.)

Für die Bio-Macht geht es nach Foucaults Auffassung beim Problem der Sterblichkeit nicht mehr wie zuvor in der Geschichte um Epidemien, »deren Gefahren die politischen Mächte seit dem tiefen Mittelalter so sehr bedrohten (die berühmten Epidemien, die vorübergehende Dramen des vervielfachten Todes waren)« (S. 287). Vielmehr geht es um Krankheit als Bevölkerungsphänomen und Sterblichkeit als statistischen Faktor mit wirtschaftlichen Implikationen.

Diese in Kürze skizzierten und wiedergegebenen Überlegungen Foucaults können genügen, uns wieder der Frage nach der Störung der Gesamtkonstruktion unserer Wirklichkeit in der Corona-Krise zuzuwenden. Regressionen auf der individuellen, kollektiven und gesellschaftlichen Ebene wurden beschrieben. Für die Ebene der gesellschaftlichen und kulturellen Gesamtkonstruktion können wir nun hinzufügen: Es findet eine Regression auf eine gesellschaftshistorische Phase statt, in der die damals sich neu formierende Biopolitik noch in starkem Maße von der ihr vorausgehenden Disziplinierungsgesellschaft geprägt war. Disziplinierung, Abstand, Versammlungsverbot, Maskierung, Ausgangsbeschränkungen, Strafandrohung, Überwachung, Aufruf zur Denunziation (z. B. Ordnungsamt Essen 2020) und schließlich – besonders in den Lockdown-Phasen – Reduzierung des Menschen auf Arbeit und Konsum: Das von Foucault beschriebene »kompakte Modell einer Disziplinierungsanlage« kommt angesichts des Seuchenalarms wieder auf die Tagesordnung.

Ein Rückschritt, eine Regression um zwei Jahrhunderte, die den ganzen Kulturkreis umfasst und daher alle dazugehörenden Länder, Institutionen, Gruppen und Individuen mit sich reißt. Ausgelöst wird diese Regression durch die Angst: Die von einer rationalistischen Bio-Politik überwunden geglaubte Übermacht des Todes, der sich womöglich nicht für übliche Sterberaten und gesundheitspolitische Steuerungsgewohnheiten interessiert, kündigt sich wieder an. Der Tod, der sich der

Bio-Politik entzieht, wird gefürchtet, da er nicht in ihr Programm und in ihre Zuständigkeit passt.

Noch in Anfangszeiten der Corona-Krise war in einem Radio-Interview die Landrätin eines südwestdeutschen Landkreises zu hören, die mit erkennbarer Betroffenheit von dem Moment berichtete, in dem sie vom ersten Corona-Todesfall in ihrem Landkreis erfuhr. Sie schilderte ihre Fassungslosigkeit angesichts der Tatsache, dass das nun wirklich passieren konnte usw. Ihre Schilderung legte die Annahme nahe, dass es in jenem Landkreis offenbar sonst überhaupt noch nie irgendeinen Todesfall gegeben hatte. Foucaults Bemerkung, dass die biopolitische Macht den Tod nicht mehr kennt, kann diese eigentümliche Reaktion vielleicht erklären.

Eine Realangst des gesamten Systems also? Nein, eine Angststörung des gesamten Systems, denn die Angst wird ausgelöst durch die Ausrufung eines globalen Gesundheitsnotstands, der sich vollkommen relativiert, wenn man sich bewusst macht, dass derartige Versuche, eine globale Seuche zu proklamieren, in den vergangenen zwanzig Jahren mit einer fast lächerlichen Beharrlichkeit immer wieder unternommen wurden – von verschiedenen Interessengruppen. Außerdem ist es eine Tatsache, dass es Mutationen von Krankheitserregern gibt, die immer mal wieder zu verhältnismäßig gefährlichen Infektionswellen mit bedauerlich hohen Opferzahlen führen – wie z. B. in den Jahren 2017/18 eine Grippewelle mit mehr als 25.000 Todesopfern in Deutschland in einem Jahr. Zu dieser Argumentationsebene und ihrer wissenschaftlichen Begründung ist auf die Ausführungen von Karina Reiß und Sucharit Bhakdi (2020) zu verweisen. Unter solchen Voraussetzungen ist demnach gerade nicht von einer Realangst, die das System erschüttert, auszugehen, sondern von einer unangemessenen Angstreaktion, die, wenn sie mit individualpsychologischen Termini beschrieben werden soll, als neurotische Angst nach Art der Phobie zu benennen wäre.

Wollen wir in diesem Denkansatz fortfahren und gemäß der zuvor formulierten These versuchsweise eine Individualdiagnose auf ein globales System anwenden, kommen wir in Hinblick auf die zu vermutende Psychodynamik, die den Hintergrund einer solchen phobischen Störung bildet, dazu, ihr Erscheinen eben nicht als Realangst von der tatsächlichen Bedrohung abzuleiten. Vielmehr ist dann – sehr verallgemeinernd gesagt – vom Vorliegen ungelöster Konflikte auszugehen, die, da sie sich nicht einer Lösung zuführen lassen, sondern stagnieren, zu einer Kompromissbildung in Gestalt des neurotischen Symptoms führen. Die Symptomatik aber würde in diesem Fall nicht nur in der Angst, sondern zugleich in der mit ihr zusammenhängenden und hier schon ausführlich beschriebenen Regression bestehen.

Welche aber sind die ungelösten Konflikte des Gesamtsystems, der bestehenden Wirklichkeitskonstruktion, aufgrund derer sich eine solche neurotische Symptomatik herausbildet? Hier kann so manches zur Antwort herangezogen werden. An ungelösten Konflikten ist die Menschheit wahrlich stets reich gewesen. Immerhin sind zwei Konflikte zu benennen, die weiter oben schon kurz erwähnt wurden und die ihrem Wesen nach dazu taugen, in ihnen zentrale Kernkonflikte zu erkennen: Zum einen der Konflikt um die Eigentumsverhältnisse, der aus der politischen Ökonomie der vergangenen drei Jahrhunderte hervorgegangen ist und der sich hinsichtlich des Unrechts der Eigentumsverteilung in einer beschleunigten Zuspitzung befindet. Zum anderen der Konflikt der Neuzeit, der sich im Spannungsverhältnis von Aufklärung und Spiritualität, von Rationalismus und Romantik, von Weltbeherrschungsansprüchen und naturorientierter Einfühlung entfaltet.

Doch wieso sollten diese seit Jahrhunderten schwelenden Kernkonflikte gerade jetzt zur neurotischen Störung des Ganzen führen? Hier ist noch etwas hinzuzudenken, von dem ebenfalls bereits die Rede war: Die individuelle Regressions-Symptomatik verweist mitunter auf Zustände, die vor großen Transformationsprozessen bei beginnenden Übergangskrisen entstehen: gewissermaßen ein Schritt zurück, bevor ein Sprung gewagt werden kann. Im Falle der Neurose hängt dies mitunter auch mit der Einleitung der Überwindung der neurotischen Kompromissbildung und Stagnation zusammen: Im Rahmen einer therapeutischen Intervention kommt es vor Auflösung und dadurch ermöglichter Weiterentwicklung z. B. zu regressiven »Rückfällen« im Sinne einer Verstärkung der Symptomatik. Nicht »neue Normalität« des regressiven Zustands würde aus der Übertragung dieses Aspekts individueller Regression auf die Situation des Gesamtsystems folgen, sondern die Möglichkeit einer bevorstehenden Transformation, im Zuge derer möglicherweise auch ein Schritt zur Lösung jener Kernkonflikte stattfinden könnte.

Gewiss muss es als unbegründete Hoffnung erscheinen, eine globale Regression als Hinweis auf einen derartigen Transformationsprozess zu interpretieren. Aber solche Prozesse hat es immer gegeben. Wie das individuelle Leben, so besteht auch das gesellschaftliche und kulturelle Leben immer aus Prozessen von Veränderung, von Gestaltung und Umgestaltung, von fortwährender Metamorphose. Und wie im individuellen Leben ereignen sich Phasen von langsamer Entwicklung, die schon an Stagnation grenzen mag, und Phasen großer, grundlegender Weiterentwicklung, die sich eben als Übergangskrisen ankündigen und gestalten. Immerhin beschreiben wir mit der Corona-Thematik eine schwerwiegende Krise. Und was, wenn nicht eine Krise von solchem Ausmaß, könnte in der Tat grundlegende Veränderungen in Gang setzen? »Krisis« bedeutet »Entscheidung«.

Wir sind in den hier dargestellten Überlegungen zu der Auffassung gelangt, dass die gesamte Wirklichkeitskonstruktion dieser Zeit eine Störung aufweist, und wir haben den Versuch unternommen, diese Störung wie eine psychische Störung zu verstehen, die wir sonst bei Individuen zu erkennen gewohnt sind. Diese Störung ist eben keine Infektions-Pandemie, sondern eine Neurose, eine Störung, die auf schweren ungelösten Konflikten beruht. Wenn wir dies so einmal annehmen, was ist der Therapievorschlag?

> »Jedesmal, wenn wir auf ein Symptom stoßen, dürfen wir schließen, es bestehen bei dem Kranken bestimmte unbewußte Vorgänge, die eben den Sinn des Symptoms enthalten. Aber es ist auch erforderlich, daß dieser Sinn unbewußt sei, damit das Symptom zustande komme. Aus bewußten Vorgängen werden Symptome nicht gebildet; sowie die betreffenden unbewußten bewußt geworden sind, muß das Symptom verschwinden. Sie erkennen hier mit einem Male einen Zugang zur Therapie …« (Freud, 1917, S. 288 f.).

Der Schlüssel ist demnach die Bewusstwerdung. Und wer sollte sich, bezogen auf unsere Thematik, denn der Störung und ihrer Hintergründe bewusstwerden, wenn nicht jeder und jede Einzelne? Folgt man der u. a. in der mystisch-theologischen und in der philosophischen Tradition verschiedener Kulturen vertretenen Auffassung, es gebe im Grunde nur *ein* umfassendes Bewusstsein, das »dem Geist als Ganzem eigene Gesamtbewusstsein« (Huxley, 1954, S. 17), so ist es doch stets der einzelne Mensch, der zu diesem Bewusstsein überhaupt gelangen kann. Bewusstwerdung als Therapie des gesamten gestörten Systems kann sich nur über Bewusstwerdungsprozesse im einzelnen Menschen ereignen.

Die neurotische Störung des gesamten Systems könnte demnach durch Bewusstwerdung der das System konstituierenden Individuen geheilt werden. Das ist möglich, weil jedes einzelne Bewusstsein auf das Ganze zu wirken vermag. Der angesprochene Transformationsprozess, der wiederum genau von der Weiterentwicklung des Bewusstseins der vielen und damit von der Weiterentwicklung des Bewusstseins als Ganzem abhängt, könnte viel mehr bedeuten als nur die Überwindung eines bestimmten neurotischen Leidens. Denn ein Transformationsprozess, der auf der Lösung der Kernkonflikte beruht, würde nicht nur eine spezifische Störung aufheben, sondern auch die Vielzahl weiterer Systemstörungen, die in der Gesamtkonstruktion von Wirklichkeit aufzuzeigen sind.

Literatur

Adorno, T. (1950): Studien zum autoritären Charakter. Frankfurt a. M.: Suhrkamp, 1973.

Agamben, G. (2003): Ausnahmezustand. Frankfurt a. M.: Suhrkamp, 2017.

Bächtold-Stäubli, H.: (1935) Handwörterbuch des deutschen Aberglaubens. Bd. 6. Berlin: de Gruyter, 1987.

Balint, M: (1959) Angstlust und Regression. Reinbek: Rowohlt, 1972.

BMI (2020): Wie wir COVID-19 unter Kontrolle bekommen. https://www.bmi.bund.de/SharedDocs/downloads/DE/veroeffentlichungen/2020/corona/szenarienpapier-covid19.html (letzter Zugriff: 24.11.2020).

Böhme, H. und Böhme, G. (1983): Das Andere der Vernunft. Frankfurt a. M.: Suhrkamp, 1992.

Buber, M. (Hg.) (1909): Ekstatische Konfessionen. Jena: Diederichs, 1909.

Campbell, J. (1959): Mythologie der Urvölker: Die Masken Gottes. Basel: Sphinx, 1991.

Canetti, E. (1935): Die Blendung. München: Hanser, 1963.

Defoe, D. (1722): Die Pest zu London. München: Nympfenburger, 1987.

Deleuze, G. (2014): Postskriptum über die Kontrollgesellschaften. In: Folkers, A. und Lemke, T.: Biopolitik. Berlin: Suhrkamp, 2014.

Foucault, M. (1975): Überwachen und Strafen. Frankfurt a. M.: Suhrkamp, 1994.

Foucault, M. (1977): Der Wille zum Wissen. Frankfurt a. M.: Suhrkamp, 1977.

Foucault, M. (1996): In Verteidigung der Gesellschaft. Frankfurt a. M.: Suhrkamp, 2016.

Frazer, J. (1913): The Golden Bough: A Study in Magic and Religion. Part I – VII. London: MacMillan, 1980.

Freud, S. (1895): Aus den Anfängen der Psychoanalyse. London: Imago, 1950.

Freud, S. (1917): Vorlesungen zur Einführung in die Psychoanalyse. Gesammelte Werke Bd. 11. Frankfurt a. M.: S. Fischer, 1969.

Freud, S. (1919): Das Unheimliche. In: Gesammelte Werke Bd. 12. Frankfurt a. M.: S. Fischer, 1969.

Freud, S. (1921): Massenpsychologie und Ich-Analyse. In: Gesammelte Werke Bd. 13. Frankfurt a. M.: S. Fischer, 1969.

Freud, S. (1923): Das Ich und das Es. In: Gesammelte Werke Bd. 13. Frankfurt a. M.: S. Fischer, 1969.

Hobbes, T. (1651): Leviathan. London: Dent, 1976.

Hoddis, J. v. (1911): Weltende: Gesammelte Dichtungen. Zürich: Arche, 1958.

Horkheimer, T. und Adorno, T. (1947): Dialektik der Aufklärung. Frankfurt a. M.: S. Fischer, 1978.

Huxley, A. (1954): The doors of Perception. London: Chatto, 1954.

Jacobi, M. (1844): Die Hauptformen der Seelenstörungen in ihren Beziehungen zur Heilkunde. Leipzig: Weidmann, 1844.

Jung, C. G. (1976): Die Archetypen und das kollektive Unbewusste. Gesammelte Werke, Bd. 9/1. Olten: Walter, 1983).

Kappstein, I. (2020): Mund-Nasen-Schutz in der Öffentlichkeit: Keine Hinweise für eine Wirksamkeit. In: Krankenhaushygiene up2date 2020; 15 (03), S. 279–295.

Kernberg, O. (1975): Borderline-Störungen und pathologischer Narzissmus. Frankfurt a. M.: Suhrkamp, 1983.
Le Bon, G. (1895): Psychologie der Massen. Stuttgart: Kröner, 1964.
Maaz, H.-J. (2012): Die narzisstische Gesellschaft. München: dtv, 2014.
Mausfeld, R. (2019): Angst und Macht: Herrschaftstechniken der Angsterzeugung in kapitalistischen Demokratien. Frankfurt a. M.: Westend, 2019.
Ordnungsamt Essen (2020): Formular zum Melden eines Verstoßes gegen die Coronaschutzverordnung. https://service.essen.de/detail/-/vr-bis-detail/dienstleistung/101301/show (letzter Zugriff: 24.11.2020).
Ovid, P.: Metamorphoseon Libri XV. In: P. Ovidii Nasonis Opera Omnia. Tomus 2. Amsterdam: Waesbergios, 1702.
Pinzler, J. (2009): Profiteure der Angst: das Geschäft mit der Schweinegrippe. Film-Dokumentation. Arte/NDR, 2009.
Reich, W. (1933): Die Massenpsychologie des Faschismus. Frankfurt a. M.: S. Fischer, 1979.
Reiß, K. und Bhakdi, S. (2020): Corona Fehlalarm? Zahlen, Daten und Hintergründe. Wien: Goldegg, 2020.
Sander, F. und Volkelt, H. (1962): Ganzheitspsychologie. München: Beck, 1967.
Stoker, B. (1897): Dracula. München: Hanser, 1967.

Aaron B. Czycholl

Masken und Abstände

Covid-19-bezogene Maßnahmen aus kommunikationspsychologischer Sicht

Ein in der gesamten Covid-19-Diskussion in unangemessener Weise vernachlässigter Aspekt ist der der Kommunikation, insbesondere der psychologischen Folgen einer gestörten Kommunikation. Die Kommunikation ist für jeden Menschen eine der Grundlagen erfolgreicher Sozialisation. Wenn man diese Sozialisation als »Schritt-für-Schritt«-Prozess betrachtet, sieht man in nahezu jedem dieser Schritte die Kommunikation als notwendiges Bindeglied. Beispielsweise ist die schulische Bildung – neben der Vermittlung von Grundlagenwissen – ein wichtiger Bestandteil dieses »Schritt für-Schritt«-Prozesses. Sie vermittelt Kindern und Heranwachsenden die üblichen Verhaltensregeln für den Alltag sowie für berufliche und private Lebenszusammenhänge, zumindest teilweise. Dabei ist die Kommunikation ein zentraler Aspekt, der typischerweise auf zwei unterschiedlichen Ebenen realisiert wird: auf der inhaltlichen bzw. verbalen Ebene und auf der Beziehungs- bzw. nonverbalen Ebene. Diese Ebenen sind nicht vollständig voneinander getrennt zu betrachten. Vielmehr kann man sagen, dass die nonverbale Ebene den Großteil zur Beziehungsebene beiträgt, jedoch auch der verbale Teil einen Beitrag dazu leisten kann – und natürlich auch umgekehrt.

Das bedeutet, dass der Inhaltsaspekt zum Beispiel das gesprochene Wort, den zu besprechenden Sachverhalt umfasst. Der Beziehungsaspekt hingegen umfasst Tonlage, Mimik (Gesichtsausdrücke), Gestik (zum Beispiel die Bewegung der Arme und Hände), Proxemik (zum Beispiel die Abstände, die von Personen zu anderen Personen eingenommen werden) u. v. m. Paul Watzlawick (2007)[5] hat diese grundlegende Unterscheidung bereits durch seine berühmten Axiome getroffen. Dabei gilt der Beziehungsaspekt als maßgebend, sodass der inhaltliche Aspekt als diesem nachgeordnet zu verstehen ist. Man tendiert beispielsweise dazu, die Aussagen einer Person, die einem sympathisch ist, eher anzunehmen als die einer unsympathischen Person. Andersherum gilt das selten. Inhaltsaspekt und Beziehungsaspekt als voneinander unabhängig zu betrachten wäre also zu weit gegriffen. Man kann dennoch annehmen, dass die beiden Aspekte trotz ihrer Schnittmengen hinreichend eigenständig sind. Übertragen auf die Voraussetzung, dass unsere Sozialisation – also der »Schritt-für-Schritt«-Prozess in die Gesellschaft – in hohem Maße auf Kommunikation beruht, ergibt sich für alle Momente der Kommunikation in diesem Sozialisationsprozess ebenso ein Inhalts- und ein Beziehungsaspekt.

Nun gibt es immer wieder auch Situationen, in denen die Kommunikation auf die eine oder andere Art eingeschränkt ist, z. B. durch gesellschaftliche Spielregeln, durch Sprachstörungen oder durch gewollte Kommunikationseinschränkungen oder verbote. Die Bedeutung solcher Einschränkungen zu bewerten ist kommunikationspsychologisch eine komplexe Aufgabe.

Kommunikationseinschränkungen und Masken

»A mask tells us more than a face.«[6]

Eine der wohl ältesten Möglichkeiten, die Kommunikation auf der Beziehungsebene zu verändern, ist das Tragen von Masken. Die kulturgeschichtliche Bedeutung von Masken und ihre äußerst vielfältige Verwendung im Laufe der Jahrtausende kann hier nicht umfassend gewürdigt werden. Für unseren Zusammenhang können wir jedoch voraussetzen, dass Masken wirken – auf ihre Träger und auf deren Umgebung –, und zwar in bestimmter Weise: Masken machen mit den Trägern immer dasselbe. Es gibt jedoch massive Unterschiede in Bezug auf das Motiv beziehungsweise den Kontext, also den Umstand des Maskentragens. Diese Unterschiede werden im Folgenden verdeutlicht.

Masken gab und gibt es in unendlichen Variationen. Bereits in der Jungsteinzeit wurden Masken verwendet: Eine der ältesten je gefundenen ist im Musée Bible et Terre Sainte in Paris zu bestaunen und circa 9.000 Jahre alt. Neben einer außerordentlich spannenden und psychologisch höchst bedeutsamen kulturellen Nutzungsvielfalt von Masken bleibt aus der Perspektive der Kommunikation ein nicht weniger spannender Katalog an Effekten des Maskentragens. Naturgemäß konzentriert sich die folgende Kurzanalyse auf die Ebene der Kommunikation.

Wichtiger Bestandteil der Beziehungsebene der Kommunikation ist die Mimik, also der Gesichtsausdruck. Paul Ekman (1978) spricht in diesem Zusammenhang von über 10.000 unterschiedlichen Gesichtsausdrücken, welche von insgesamt 43 Gesichtsmuskeln aufgeboten werden können. Hinter jedem dieser Ausdrücke wird ein eigenes Gefühl bzw. eine eigene Kombination aus Gefühlen vermutet, denn der nonverbale Ausdruck beschreibt in erster Linie das Gefühlsleben des Kommunizierenden, weniger jedoch abstrakte Inhalte: So zeigen sich etwa die Elemente einer Einkaufsliste nicht im Gesicht. Neben ein paar wenigen universellen Gesichtsausdrücken entspricht die Masse aller möglichen Ausdrücke dem kulturell kodierten und individuellen Mienenspiel, das auch unterschiedlich zu interpretieren ist.[7]

Die Maske wiederum ist im klassischen Sinne sehr steif und starr und verkörpert im Gegensatz zum üblichen mimischen Apparat nur **einen** Ausdruck. So entstanden neben Masken, die das gesamte Gesicht bedecken, auch jene, welche nur einen Teil des Gesichtes verbergen, beispielsweise die Augenpartie. Damit konnte die Steifheit des Ausdrucks auf eine gewünschte Gesichtspartie gelegt werden, wohingegen die andere dynamisch bleiben konnte.

Auch im kulturellen und traditionellen Rahmen – beispielsweise beim Karneval – wird viel und ausgiebig mit der Maskierung gespielt. Gerade die Zwiespältigkeit zwischen der Steifheit des Ausdrucks und dem sonstigen Gebaren und Verhalten scheint eine emotionale Palette von Spaß und Spiel bis hin zu Neugier, Spannung und teilweise auch sexuellem Reiz auszulösen. Gleichermaßen werden Masken auch in weniger erfreulichen Zusammenhängen verwendet. Es geht dann zumeist entweder darum, die Identität des Trägers zu verbergen oder Angst zu verbreiten. Eine unangenehme Form des »prankings«, also des Streichespielens, ist beispielsweise das

Maskieren als »Horrorclown«, um Passanten Angst einzujagen. Daneben gibt es Maskierungen, die ungeachtet der kommunikativen Wirkung eine konkrete Funktion erfüllen sollen. So sind militärische ABC-Schutzmasken sicherlich keine Schönheit, jedoch erfüllen sie für den Träger eine konkrete Aufgabe. Die Auswirkung der Maskierung auf die Kommunikation ist in diesem Fall sowohl nonverbal als auch in der physikalischen Qualität der Stimme zu bemerken: Die Träger solcher Masken haben dumpfe und schwer verständliche Stimmqualitäten, und das Gesicht ist in der Regel großflächig bedeckt, sodass eine nonverbale Deutung und auch »Lippen-Lesen« nicht in Frage kommen. Staubschutzmasken, Atemschutzmasken, Sauerstoffmasken usw. – sie alle sollen dem Menschen bei einer Aufgabe helfen bzw. ihn schützen.

Solche Funktionsmasken werden zeitlich begrenzt verwendet, in der Regel von wenigen Menschen und aus für die konkrete Situation nachvollziehbaren Gründen. Anders verhält es sich bei den Masken, deren Nutzung von den deutschen Landesregierungen im Rahmen der Maßnahmen zur Bekämpfung der Corona-Pandemie vorgeschrieben wird. Um die psychologische Wirkung einer kollektiven Pflicht zum Tragen von Masken – hier am Beispiel der »Mund-Nasen-Bedeckungen« – zu erklären bzw. diese einzuordnen, muss ein wenig weiter ausgeholt werden.

Vorab ist festzustellen, dass die freiheitseinschränkenden Maßnahmen gerade auf der Ebene der Kommunikation durchaus als ein gravierendes Problem für die Gesellschaft zu verstehen sind. Weder Sars-CoV-2 noch ein fiktives Virus mit dem aktuell propagierten Gefährlichkeitsgrad (oder auch dem Zehnfachen davon) dürfte zu solchen Einschränkungen führen, denn gerade bei einer realen großen Bedrohung wäre alles, was die Kommunikation einschränkt, die denkbar schlechteste Gegenmaßnahme. Die Kommunikation wäre wohl in diesem Zusammenhang – wie so oft in der Geschichte des Menschen – das Einzige, was uns vor der Vernichtung schützen würde. Es ist also wichtig, bereits jetzt zu betonen: Der Schaden, der durch Kommunikationseinschränkungen angerichtet wird, ist deutlich größer als die von einem fiktiven oder tatsächlich relevanten Virus ausgehende Gefahr. Selbst tierische Gesellschaften sind in Not- und Gefahrenlagen nur durch intensivierte und forcierte Kommunikation überlebensfähig. Was nun aber tatsächlich helfen würde: sich wieder austauschen, diskutieren, Wissenschaft und Politik in ihre Rollen zurückweisen – nämlich Wissen bereitzustellen, beraten und repräsentieren – und dann im Anschluss als Gesellschaft darüber befinden, was zu tun ist. Aus der aktuellen Perspektive geht es nur noch um Schadensbegrenzung. Doch auch diese ist maßgeblich davon abhängig, wie wir miteinander kommunizieren.

So also soll im Weiteren erklärt werden, welch eklatant widersinnige Einschränkungen der Kommunikation ihren Beitrag zur gesellschaftlich desaströsen Ausuferung der Covid-19-Situation geleistet haben. Es geht explizit nicht darum, ob und wenn ja, welche Mächte vor, hinter oder neben alledem stehen, welche Aspekte gut oder böse sind, welche Machenschaften ernsthaft zu verfolgen sind oder nicht. Nur eines bereits vorab: In der Geschichte der Menschheit lässt sich durch alle Epochen, Kriege, Katastrophen, Revolutionen und Gesellschaften hindurch immer wieder eines feststellen: je unfreier die Kommunikation, desto schlechter für die Menschen. Je stärker sich die Kommunikation dann wieder befreit hat, desto besser ging es den Menschen in der Gesamtheit betrachtet. Die aktuellen Einschränkungen der Kommunikation sind also nicht nur auf Verhältnismäßigkeit und Wirksamkeit hin zu untersuchen. Vielmehr kommt es darauf an, ob diese fahrlässig oder vorsätzlich erfolgen.

Das Spiel der Kommunikation: Inhalt und Beziehung

Im Sinne einer evolutionären Perspektive auf die Entwicklung der Menschheit wird deutlich, dass der Kommunikation eine immense Bedeutung zufällt. Man könnte mutmaßen, dass die Entwicklung von Kommunikation der alles entscheidende Faktor für alle technischen, kulturellen und sozialen Errungenschaften ist. Grundlegend für die folgende Betrachtung ist die Prämisse, dass Sprache zum Austausch von Informationen dient. Natürlich lässt sich über den Wertgehalt einer Information diskutieren und auch über die Frage, ob alle Informationen tatsächlich Informationen sind. Jedoch lässt sich nicht von der Hand weisen, dass die Funktion der Kommunikation in jedem Fall dem Austausch eben jener eigenartigen Sache – der Information – dient. Offenkundig haben wir schon lange, bevor wir angefangen haben, uns verbaler und kodierter Muster zu bedienen, die nonverbale Kommunikation entwickelt. Diese ist keineswegs weniger kompliziert oder komplex als die verbale, eher ist das Gegenteil der Fall. Zwar erlaubt es die verbale Kommunikation, über abstrakte Zusammenhänge zu sprechen, beispielsweise in diesem Buch, doch vermittelt die nonverbale Kommunikation ungleich tiefere Einblicke in das Gefühlsleben einer Person, die Identität des Menschen und die Persönlichkeit des Individuums. Man kann davon ausgehen, dass Informationen, die über unseren Körper übertragen werden, entscheidender, wichtiger oder zumindest archaischer sind als jene, die wir mit Worten übermitteln können.

Es ist eine gültige und doch oft überbewertete Annahme, dass der wesentliche »Vorteil« des Menschen gegenüber anderen Spezies darin besteht, dass er die Welt abstrakter begreifen kann, er also »intelligent« ist, ein großes und überlegenes Gehirn besitzt, Technik entwickeln und diese nutzen kann. Doch stellen Sie sich das alles ohne Kommunikation vor. Jeder Mensch müsste selbstständig herausfinden, wie man eine Waffe baut und benutzt. Alle müssten, um vom heute verbreiteten Komfort zu profitieren, selbstständig eine Dampflokomotive entwickeln, diese anschließend bauen und danach verbessern, bis schließlich irgendwann ein modernes Kraftfahrzeug dabei herauskommt. Alle Menschen müssten sich alles allein beibringen, gewissermaßen ihre eigene Schule sein. Niemand könnte einem anderen einen Ratschlag geben, keinen Trost spenden, keine Liebe, keine Verbundenheit ausdrücken. Ohne Kommunikation, den Transfer von Informationen über den Inhalt und die Beziehung, existiert keine Beziehung. Sonst wäre der Inhalt nur im eigenen Bewusstsein, unbestätigt von der Außenwelt. Ein jeder wäre dazu angehalten, seine Tage damit zu fristen, was er selbst erfährt. Es gäbe keinen Austausch über spannende Erlebnisse mit anderen und keine Weitergabe guter und schlechter Erfahrungen von Eltern an ihre Kinder.

Darin liegt für unsere persönliche Entwicklung eine wichtige evolutionsbiologische und -psychologische Erkenntnis: Die von Watzlawick beschriebene Beziehungsebene hat in jedem

Alter ihre Bedeutung. Unverzichtbar ist diese jedoch im Säuglingsalter. Nach unserer Geburt, die nicht umsonst als Trauma beschrieben wurde, leben wir plötzlich in dieser Welt und haben die unerschütterliche Neigung, Nähe und Geborgenheit bei den Eltern, besonders bei der Mutter zu suchen.

Wir erinnern uns: In dieser ersten Zeit können wir nicht sprechen. Wir können zwar Lärm machen, durch das Schreien auf uns aufmerksam machen, uns jedoch nicht wirklich artikulieren. Das kommt üblicherweise einige Zeit später. Was wir also von vornherein lernen, ist die Bedeutung eines freundlichen Gesichts: Die liebende Umarmung und das damit verbundene mimische Bild unserer Eltern, der Stolz, wenn wir unsere ersten Schritte machen, die Überforderung frischgebackener Eltern nach einigen durchwachten Nächten. Wir erlernen in dieser Zeit fundamentale Kommunikation nonverbaler Art. Durch sie wird die Mutter-Kind-Bindung kommuniziert, durch sie wird dem Kind das erste notwendige Material mitgegeben, das es im späteren Verlauf der Entwicklung benötigen wird. Ohne die Kommunikation wären wir in dieser Zeit äußerst gefährdet. Ohne sie würde der Hunger des Säuglings nicht auffallen. Ohne sie kann eine Gruppe sich nicht auf gemeinsame Interessen verständigen. Ohne sie ist es nicht möglich, sich überhaupt in Gruppen zusammenzufinden.

Wir erlernen also zentrale Aspekte durch die Bindung und Nähe zu unseren Eltern, unserer Gruppe. Äußerst bedenkliche Experimente von Harry Harlow[8] haben auf grauenhafte Weise bewiesen, wie elementar diese ersten Jahre sind, wie stark das Bedürfnis von Säugetieren nach dem Kontakt zur Mutter ist und wie viel Schaden angerichtet wird, wenn man diesen unterbindet. Das ist nicht unverständlich. Die Geburt als Traumatisierung zu begreifen ist kein komplizierter Schritt. Wir entwickeln die ersten Aspekte eines (Vor-)Bewusstseins innerhalb des Mutterbauches. Dort ist es einigermaßen angenehm, man muss sich nicht um allzu viel kümmern, wir verbringen dort vermutlich eine ganz gute Zeit. Im weitesten Sinne kann man sagen, dass diese Phase von Wärme, Ruhe, Dunkelheit und sanften Berührungen, schwächeren Gravitationswirkungen und kaum von Mangelempfindungen wie Hunger und Durst gekennzeichnet ist.

Mit der Geburt ändert sich das alles radikal. Wir werden »rausgeworfen« und müssen plötzlich eine kalte, grelle, harte und laute Welt erleben. Dabei ist die Mutter die primäre Orientierung. Wir erkennen ihren Herzschlag wieder, ihren Geruch beziehungsweise Geschmack und finden darin einen Rest »unserer alten Welt«. In diesem Rest, im Verhalten der Mutter und in ihrem Empfinden erlernen wir die wirklichen ersten Schritte in dieser Welt. Durch Kommunikation und soziales Lernen, Abschauen und Nachahmen durchlaufen wir mehr oder weniger zielstrebig den Werdegang zum »normalen« Menschen. Neben dem emotionalen Bedürfnis nach Nähe und Geborgenheit ist auch dieses Lernbedürfnis in diesem Alter enorm. Wir lernen, wenn möglich, spielerisch, was geht und was nicht. Wird an dieser Stelle das soziale Lernen und die emotionale Bindung zu anderen Menschen unterbunden, entstehen Probleme in der Entwicklung, der Kommunikation und gegebenenfalls neuerliche Traumatisierungen. Erik H. Erikson (1993) beschreibt diese Zeit in seinem Stufenmodell anhand einer entwicklungspsychologischen Reihenfolge. Treten in den jeweiligen Stufen Störungen auf, entstehen laut Erikson spezifische Folgeprobleme in der Entwicklung.[9] Wir reagieren auf kaum eine Entwicklungsverzögerung so stark wie auf die kommunikative. Denn diese ist – sicher neben vielen anderen – eine zentrale Entwicklung.

Das Spiel der Kommunikation: Regeln und Mimikry

In der Konfrontation mit den zu erlernenden Strukturen, Regeln und Eigenarten der Gesellschaft findet das Kind im Spiel einen Zugang zu all den gesellschaftlichen Rollen, Regeln, Figuren, Zielen und Wünschen. Das Spiel hat in diesem Zusammenhang ohnehin eine enorme Bedeutung. Roger Caillois (1982) beschrieb die unterschiedlichen Reize des Spiels, auch die unterschiedlichen Grundkomponenten von Spielen. Dazu zählt auch »Mimikry«, also die Maskierung. Dazu findet er eine spannende Perspektive: Der Träger der Maske zieht sich nicht nur die Maske an und beginnt von da an, deren Sinn und Gedanken zu verkörpern. Vielmehr nimmt die Maske sich auch des Trägers an (symbolisch, nicht tatsächlich) und regiert dessen Körper für den Moment. Es findet eine zeitweilige Verwandlung statt, die dem Träger symbolisch Macht oder Fähigkeiten verleiht und dem dargestellten Ausdruck durch seine Unveränderlichkeit eine hohe Dauerhaftigkeit gibt, also sehr dominant macht. Caillois sprach in diesem Zusammenhang von Masken als einem »Medium der Metamorphose« und einem »Instrument politischer Macht«.[10]

Im Sinne der symbolischen Verleihung von Fähigkeit, Stärke oder einer wie auch immer gearteten Rolle verfügt die Maske in Caillois' Auslegung innerhalb des Spiels über eine eigenständige Art von Macht, die in den Spielformen der Menschen genutzt wird. Darin liegt eine spannende Betrachtungsweise, denn der spielerische Umgang mit Regeln gehört zu den wichtigsten und daher dauerhaft prägenden frühkindlichen Erlebnissen: der Übergang von den bisherigen Regeln der Kommunikation, dem Umgang mit Beziehungen, hin zu den abstrakten und von der Gesellschaft vorgegebenen Regeln, die sich auf Anhieb der Beziehungsebene entziehen. Caillois benennt diese Reglementierungen als *ludus* und verweist mit der Wahl des Wortes (lat. *ludus* = Spiel, Schule, Wettkampf) auf den wesentlichen Charakter des Spiels. Denn die Regeln machen das Spiel, letztlich besteht der Erfolg darin, gemäß oder auch abseits der Regeln ein vorher definiertes Ziel zu erreichen. Es geht also um eine Lernepisode höchster Bedeutung.

Die einfachsten und ältesten Spiele der Welt beinhalten in nahezu allen Fällen das Einnehmen unterschiedlicher Rollen. Dabei kommt der Maskierung eine große Bedeutung zu, denn wir selbst nehmen als Spieler erst dadurch die Rollen ein – manchmal auch mit der expliziten Notwendigkeit der realen Maskierung. Durch diese wiederum erhalten wir die Rollenmacht, die Fähigkeiten, welche von anderen Spielern als wahr verstanden werden. Dabei geht es neben den inhaltlichen Aspekten insbesondere darum, den Beziehungsaspekt spielerisch zu verändern und zu trainieren, »jemand zu sein«. Wir nutzen hierfür unser bereits erlerntes Repertoire an Verhalten und akzeptieren die angenommenen Rolleneigenschaften, um diesen dann im Spiel eine Bühne zu geben. Gerade die Mimik spielt in der Anfangszeit unseres Lebens eine entscheidende Rolle. Die ersten nonverbalen Codes werden über das Gesicht wahrgenommen, die ersten emotionalen Ausdrücke finden über das Gesicht statt. Die weiteren Dimensionen, z. B. Gestik, Proxemik

u. v. m. werden dann einige Jahre lang weiter erlernt, teilweise ein Leben lang. Daher spielt sich auch in diesen spielerischen Rollenerfahrungen wieder ein Großteil über das Gesicht ab, weniger beispielsweise über die proxemischen Regeln. Ein Kind weiß üblicherweise nicht, wie distanziert es sich verhalten müsste, um z. B. einen Arzt authentisch darzustellen. Viel wichtiger ist dabei die Mimik, das Gesprochene, die Maskierung, der Kittel.

Die Notwendigkeit der nonverbalen Kommunikation

Aus der Perspektive der Kommunikationspsychologie ist es durchaus verständlich, dass wir lange Zeit benötigen, um alle Bereiche der nonverbalen Kommunikation zu erlernen. Es gibt unterschiedliche Schätzungen darüber, wie groß der prozentuale Anteil der nonverbalen Kommunikation an der Gesamtkommunikation tatsächlich ist, manche sprechen sogar von mehr als 70 Prozent. Albert Mehrabian (1967)[11] sagt hierzu: Sieben Prozent der Kommunikation sind verbal, 38 Prozent paraverbal – also die Merkmale der Stimme und Betonung – und 55 Prozent nonverbal. Auf jeden Fall ist es ein wesentlicher Anteil, je nachdem, was alles dazugezählt wird und entsprechend ein enormer Lernaufwand – vergleichbar mit dem Erlernen von verbaler Sprache. Teilweise erlernen Kinder in den ersten Jahren aber sogar mehrere verbale Sprachen sozusagen »spielend«. Die Erfahrung all dieser ersten spielerischen Lernmethoden greifen wir später auf und übertragen sie auf das weitere Leben.

Wir nehmen in unserem Leben unterschiedliche Rollen ein und müssen diese hinreichend authentisch darstellen. Manchmal spielt die Maskierung dafür eine große, manchmal eine kleine Rolle. Ein gesellschaftliches Leben, das gänzlich frei von den verschiedenen Masken ist, gibt es vermutlich eher selten. Hinsichtlich der jeweiligen Rolle ist es also notwendig, den Interaktionspartnern mitzuteilen, »wer man jetzt ist«. Neben der Kleidung – auch eine Art der Maskierung – und den Objekten des sozialen Status hat auch die nonverbale Kommunikation einen entscheidenden Anteil an ebendieser Kommunikation. Wir verhalten uns entsprechend der Rolle und wirken somit auf die Beziehungsebene ein – mal mit mehr, mal mit weniger Erfolg. Die Frage nach den Regeln stellt sich dann gar nicht mehr – dazu sind es zu viele geworden, zu komplexe Strukturen stehen dahinter. Alles in unserem Alltag entspricht diesen Regeln und Rollen: jeder Beruf, jede Position, jede Beziehung. Im Prinzip gestaltet sich das moderne Leben als eine Art Soziale-Medien-Rollenspiel-Echtzeit-Simulation unseres Selbst. Es hat in den seltensten Fällen mit unseren tatsächlichen Wünschen, Fähigkeiten, Zielen und Ansichten zu tun. Für das alles benötigen wir neben einer ungefähren Ahnung, was gerade von uns gefordert oder erwartet wird, unsere Kommunikation, insbesondere die nonverbale. Denn auf der verbalen Ebene allein lassen sich all diese Aufgaben nicht erfüllen.

Einen Teil der nonverbalen Kommunikation macht die außerordentliche Komplexität des Gesichtes und dessen Ausdruck aus. Ein berühmtes Beispiel dafür, wie faszinierend ein mimischer Ausdruck sein kann, ist die Gioconda oder Mona Lisa von Leonardo da Vinci. Unzählige Personen haben sich im

Laufe der Jahrhunderte damit befasst, dieses Gemälde zu deuten: kulturhistorisch, psychologisch, auf der Ebene der Kunst und sicher noch auf vielen anderen Ebenen. Das geheimnisvolle Lächeln, das da Vinci hier eingefangen hat, ist ein Faszinosum. Um den Verlust von Information zu beschreiben, helfen Bilder mehr als Worte:

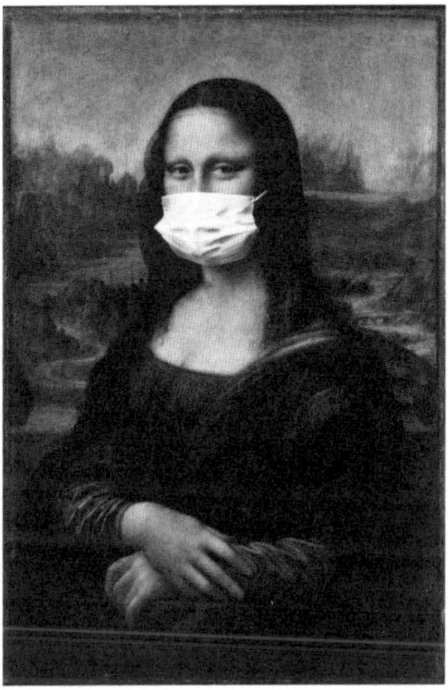

Mona Lisa mit Maske. Montage von Aaron B. Czycholl unter Verwendung des Gemäldes *Mona Lisa (La Gioconda)* von Leonardo da Vinci.

Neben der Stimme ist gerade das Gesicht einer der wichtigsten Bezugspunkte unserer frühkindlichen Entwicklung, und davon hängt einiges ab. Im weitesten Sinne ist also die Mimik die klassische Disziplin der nonverbalen Kommunikation, auch wenn die anderen Dimensionen nonverbaler Kommunikation keinesfalls als weniger komplex oder gar weniger relevant verstanden werden dürfen. Das Spiel mit der Maskierung ist nun also darauf ausgelegt, spezielle Aspekte der Kommunikation – wir erinnern uns: nonverbal, also tendenziell hinsichtlich des Beziehungsaspekts – zu verschleiern oder zu verzerren. Bizarre Formen und Farben führen hier zur Unmöglichkeit, sein Gegenüber einschätzen zu können. Dadurch soll ein konkreter Effekt erreicht bzw. verstärkt werden: im Theater oder im Karneval mitunter auch die Steigerung eines durch die Maske dargestellten Gefühls, in Naturreligionen u. a. die Abwehr von Geistern und Dämonen. Auch im Totenkult gab es in verschiedenen Kulturen unterschiedliche Rituale und Gebräuche im Zusammenhang mit Maskierungen, beispielsweise die ägyptischen Pharaonenmasken, welche vermutlich durch hohen Wert und Imposanz die Größe und »Unsterblichkeit« des verstorbenen Pharao symbolisieren sollten. Ein anderes Beispiel sind Masken, die als Abbild der verstorbenen Person dienen sollten, ähnlich einer modernen fotografischen Erinnerung oder einem Gemälde der Person.

Nur was geschieht auf der Ebene der Kommunikation tatsächlich, wenn wir Masken tragen? Für ein erstes Verständnis stellen wir uns beispielhaft drei einfache Situationen vor:

Zwei Personen steigen durch unterschiedliche Türen in einen Zug ein und laufen auf der Suche nach einem Sitzplatz aufeinander zu. Üblicherweise sind Zugflure zu eng, um aneinander vorbeilaufen zu können. Es wird also normalerweise auf nonverbale Kommunikation zurückgegriffen, um eine Kollision zu vermeiden. Seltener wird dies auch von verbalen Maßnahmen begleitet, jedoch keinesfalls ausschließlich durch verbale Interaktion gelöst. Das würde dazu führen, dass die beiden Personen voreinander stehen blieben, um erst einmal ausgiebig zu diskutieren. Die nonverbale Version geht wesentlich schneller: Man prüft u. a. das Gesicht, die Geschwindigkeit des Ganges, das Auftreten und weitere Faktoren wie beispielsweise Geschlecht und Alter und kommt anschließend zu dem Ergebnis, ob man sich selbst »dünn« macht, um das Gegenüber passieren zu lassen, oder ob man das Gleiche von seinem Gegenüber erwartet. Ein wesentlicher Faktor für das Gelingen dieses Vorhabens ist der Abgleich über das Gesicht des Gegenübers. Blickt die Person freundlich, grinst sie, blickt sie wütend, lächelt sie im Vorbeigehen, senkt sie den Blick beim Vorbeigehen etc.? Je nach Situation legt man sich auf ein Verhalten fest.

Stellen wir uns nun vor, in diesem Beispiel würden beide Parteien eine venezianische Karnevalsmaske tragen.

Neben den sicher sehr ästhetischen Aspekten dieser Szene würde sich daraus für die Möglichkeiten der Kommunikation eine deutliche Veränderung ergeben. Gehen wir nach wie vor davon aus, dass eine solche Situation nicht ausschließlich verbal gelöst werden kann – höchstens unterstützend –, überträgt sich das mimische Verhalten auf Gestik und Taxis, also auf die Körperneigung, Körperdrehung usw.

Plausibel erscheint zum Beispiel, dass eine der beiden Personen sich leicht verbeugt, zur Seite dreht und mit beiden Armen das Gegenüber »durchwinkt« und gegebenenfalls dazu noch anmerkt: »Nach Ihnen.«

In diesem Beispiel wird deutlich, wie entscheidend die nonverbale Kommunikation in unseren täglichen Interaktionen ist. Ebenso kann man erkennen, dass der Verzicht auf einen Teil dieses »Sprechapparates« dazu führt, dass man mit anderen

»Sprechapparaten« deutlicher werden muss, um sich dennoch ausdrücken zu können.

Nun stellen wir uns diese Situation noch einmal ganz anders vor: Es sind nicht zwei Personen mit venezianischer Karnevalsmaske, sondern ein Polizist des Spezialeinsatzkommandos mit Sturmhaube über dem Gesicht und ein Gewaltstraftäter ohne Maskierung. Der Effekt, der von der Maskierung des Polizisten ausgeht, ist weder freundlich noch sehr angenehm. Nur die Augenpartie ist frei. Der Polizist trägt schwere Schutzkleidung und eine Schnellfeuerwaffe im Anschlag, was bedeutet, dass der Gewalttäter durch das Gesicht und die Gestik des Beamten keine Rückschlüsse auf die Beziehungsebene ziehen kann. Insofern kann er sich nur auf das Gesagte verlassen und darauf, wie es gesagt wird und ob die Gestik (die auf ihn gerichtete Waffe) und die Taxis dazu passen. Daher lernen Polizeibeamtinnen und beamte in der Ausbildung, wie solche Dinge zu sagen bzw. zu schreien sind, was genau gesagt werden soll und wie man sich in einer solchen Lage verhalten muss. Würde sich der Polizeibeamte währenddessen gemütlich gegen eine Sitzreihe lehnen und die Waffe locker hängen lassen, ginge natürlich Authentizität verloren. Wichtiger ist jedoch: Allein die verbalen Äußerungen des Polizeibeamten würden vermutlich nicht ausreichen. Erst im Zusammenspiel mit der aggressiven und authentischen Darstellung wird die Androhung von unmittelbarem Zwang glaubhaft und damit ernst genommen. Der Grund dafür ist vermutlich, dass die Information einer möglichen Zwangsmaßnahme inhaltlich sicher nichts Neues für das polizeiliche Gegenüber darstellt. Auf der Beziehungsebene jedoch wird deutlich: »Genau dieser hier anwesende Polizeibeamte wird unmittelbaren Zwang ausüben, wenn ich nicht mache, was er sagt.« Das ist im Unterschied zu der inhaltlichen – abstrakten – Androhung eine sehr konkrete, die Beziehung der beiden betreffende Problematik.

Die Maskierung des Beamten hat dreierlei sinnvolle Funktionen: Schutz, Authentizität und die Überwindung von Hemmungen in der Ausführung der Aufgabe. Denn mit unverdecktem Gesicht hinter einem bestimmten Verhalten zu stehen ist gegebenenfalls unangenehm und kostet Überwindung, was durch die Maskierung abgemildert wird. Ähnliche Effekte sehen wir aber auch in anderen, negativen Zusammenhängen, z. B. in den zahlreichen Hasskommentaren und im Online-Mobbing in den sozialen Medien. Auch hier erleichtern virtuelle Masken und Pseudonyme den Schritt hin zu kränkender Kritik und zu Angriffen.

Ein durch Joseph LeDoux (1995) belegtes neurologisches Programm ist das des »quick and dirty«-Pfades in der Verarbeitung von Reizen.[12] Damit ist ein System des menschlichen Gehirns gemeint, das Informationen, die erfahrungsgemäß »gefährliches Potenzial« haben, durch einen schnellen Mechanismus im Gehirn bearbeitet: direkt vom Thalamus in die Amygdala. So wird eine Information in kürzester Zeit zu dem Teil unseres Gehirns weitergeleitet, der zwischen Kampf oder Flucht entscheidet. Wenn wir also eine Löwin auf uns zurennen sehen, verarbeiten wir das nicht erst in unserem Neokortex, dem eigentlichen »Denkzentrum« des Gehirns, berechnen ihre Geschwindigkeit und schätzen ihr Gewicht ab. Nein, wir entscheiden stattdessen möglichst zügig, ob wir sie angreifen oder ob wir wegrennen. LeDoux hat beweisen können, dass dieser

»schnelle« Pfad, neben vielen anderen möglichen Reizungen, auch dann genutzt wird, wenn **andere Menschen** in unserem Umfeld sichtbare Merkmale von Angst zeigen. Demzufolge würde also ein Polizeibeamter, der gerade einen Zugriff unternimmt und währenddessen selbst Angst zeigt (zum Beispiel mimisch), sein Gegenüber dazu animieren, mit seiner Amygdala zu entscheiden, ob er flüchten oder kämpfen soll. Nichts davon will der Beamte erreichen. Er will, dass sein Gegenüber aufgibt. Das wiederum setzt bei seinem Gegenüber einen Prozess voraus, der mit einer konkreten inhaltlichen Überlegung zu tun hat: nämlich dem Abwägen der eigenen Chancen gegenüber dem Beamten, seiner Waffe und der Situation. Die Beziehungsebene soll in diesem Fall also eine untergeordnete Rolle spielen. Angst zu zeigen wäre für das Vorhaben des Polizeibeamten kontraproduktiv. Insofern ist die Sturmhaube durchaus praktisch.

Die Bedeutung von Masken für die Kommunikation

Oscar Wilde schrieb: »Eine Maske sagt uns mehr als ein Gesicht.« Das ist ein wichtiger und vermutlich zutreffender Gedanke. Eine Maske sagt nicht grundsätzlich mehr aus als ein Gesicht in all seiner Variation. Sie sagt über **diese eine und starre Position** etwas aus, und das sehr deutlich und eindimensional. Die Wahl der Maske, jener starren und unbeweglichen »Person«, enthält eine Vielzahl an Informationen. So signalisiert eine Sturmhaube zum Beispiel »Entschlossenheit« und »Durchsetzungsfähigkeit«. Eine Operationsmaske hingegen zeigt – zusätzlich zu einem Operationskittel – eventuell

»Professionalität«. Beide jedoch bergen aufgrund des mangelnden mimischen Ausdrucks auch Anonymität im Sinne einer ausgeprägten »Gesichtslosigkeit«. Das ist ein mechanisches Merkmal, eine Entfremdung zugunsten der inhaltlichen Ebene.

Die Aussage der Maske entspricht einer gesellschaftlichen Konvention. Das bedeutet, dass je nach kulturellem Zusammenhang unterschiedliche Maskierungen und »mimischer Verzicht«, also Verzicht auf mimischen Ausdruck, zu unterschiedlichen Ergebnissen und Interpretationen führen, je nach dem beigemessenen Wert. Auch der Vergleich zum Spiel wird hier nochmals deutlich: Kinder, die Arzt spielen, versuchen sich entsprechend zu kleiden, um der Rolle und den damit verbundenen Regeln zu entsprechen. Was an Rollenrequisiten nicht vorhanden ist, wird durch Fantasie ergänzt. Was jedoch diese Rolle ausmacht, ist abhängig von der Kultur. Tragen alle Ärzte in der umgebenden Kultur rosa Umhänge, ziehen Kinder zur Darstellung dieser Rolle eben rosa Umhänge an. Die **Regeln unterliegen keiner universellen Wahrheit**, sondern der Wahrheit, die die umgebende Gesellschaft für wahr und richtig erklärt hat. Rosa Umhänge wären nicht mehr oder weniger richtig als die üblichen weißen oder grünen.

Wichtig ist also zu begreifen, dass der Mensch unablässig kommuniziert, insbesondere auf der Beziehungsebene – also mehrheitlich nonverbal. Wenn hier Einschränkungen vorliegen, versucht der Mensch diese auszugleichen, im Zweifel sogar verbal. Die inhaltliche Interpretation jedoch, was unterschiedliche Einschränkungen und Veränderungen zu bedeuten haben, ist von kultureller Absprache abhängig. So wäre ein Arzt mit weißem Kittel und einer Operationsmaske in einem Horrorfilm zum Beispiel wieder ein ganz anderes Bild. Auch könnte eine andere Kultur das zum Beispiel als bedrohlich auffassen. Die »Guy-Fawkes-Maske« (Vendetta-Maske) zum Beispiel wird mittlerweile recht erfolgreich mit der Hacker-Gruppe »Anonymous« in Verbindung gebracht. In den meisten Fällen werden Träger oder Nutzer dieser Maske wohl als »Rächer«, »Hacker« oder auch »Kriminelle« angesehen. Wenn diese Bedingungen vorliegen, also eine etablierte und bekannte Maskierung und gleichzeitig ein Wert bzw. eine Interpretation dieser Maskierung, dann wird auch der Betrachter dieser Kommunikationsverzerrung durch die Maske den entsprechenden Wert beimessen. Der »Hacker« mit der Vendetta-Maske wird vermutlich ein technisch versierter Mensch sein, der vermutlich auch ab und an Selbstjustiz übt. **Wir schlussfolgern also auf die Persönlichkeit.** Nicht unbedingt, weil der »starre« und »festgelegte« Gesichtsausdruck der Maske das verrät. Nein, weil der Betrachter in der Bewegungslosigkeit und der damit verbundenen Unsicherheit eine Erklärung sucht. Gibt es dazu eine intersubjektive Wahrheit, wird diese mit hoher Wahrscheinlichkeit ausgewählt. Beispielsweise wird der Mensch mit weißem Kittel und Operationsmaske eine Ärztin, also vertrauenswürdig sein. Der vorgegebene Ausdruck der Maske wird in die Interpretation mit eingebaut. So suggeriert die Vendetta-Maske etwas Arrogantes, vielleicht sogar Gefährliches. Hier treffen Kommunikation und Mechanismen von Vorurteilen aufeinander. Denn diese sind letztlich nichts anderes als Ableitungen aus erlernten Spielregeln. Die fehlenden Informationen hinter der Maske werden ersetzt, bestenfalls mit stereotypen Mustern und erlernten Regeln, an die zu glauben die Gesellschaft entschieden hat – ganz im Sinne der alten, aber dadurch nicht minder wahren Weisheit: Kleider machen Leute. Hier liegt eine wichtige Schnittmenge zum Themenbereich der interkulturellen Kompetenz. Denn gerade die unterschiedlichen erlernten »Spielregeln« und die damit verbundenen Interpretationen führen zu unterschiedlichen Bewertungen von Verhalten, was aus der eigenen erlernten Perspektive zur Einordnung von »Regelbrechern« und »Moglern« führt.

Maskierungen sind also nicht grundsätzlich problematisch. Es gibt jedoch Zusammenhänge, in denen Maskierungen aufgrund der damit verbundenen Rolle und intersubjektiven Wahrheit zu schwerwiegenden Problemen führen können. Im Sinne der vermutlich ursprünglichsten Verwendung von Masken – im Totenkult – wurden beispielsweise den Verstorbenen Masken aufs Gesicht gelegt, um sie zu ehren und um sie weiterhin präsent zu halten. Zu guter Letzt wurde damit jedoch keine Wahrheit geschaffen. Die Mitglieder der Gruppe haben sich zwar an die maskierten Toten gewöhnt, jedoch waren diese nur aufgrund der damit verbundenen Idee anwesend: Die Idee selbst war anwesend. Die Person des Verstorbenen war trotzdem nicht mehr da. Die Maske spiegelt nicht nur den konkreten Ausdruck wider, sie erfüllt durch ihre Steifheit und Eindimensionalität den Träger mit Leben, ob nun einen Lebenden oder einen Toten, ein Objekt, das ist egal. Genau dadurch wird aus der Maske laut Caillois ein Instrument der politischen Macht: die sich aus der Maskerade ergebende Macht, eine Idee am Leben zu halten, eine Idee zu verkörpern. Eine »Totenmaske« spricht also die betreffende Kultur dahingehend an, dass die Idee eines Totenreichs, einer Verbindung zu den Toten, wahrhaft wird. Die Maske ist ein prägendes Symbol für die Idee und verkörpert diese für jeden, der diese gemeinsame gesellschaftliche Wahrheit kennt. Insofern ist auffällig, dass eine kollektive Maskierung kulturgeschichtlich häufig mit einer fantasievollen Idee einhergeht, die sich im gemeinsamen Glauben daran auch sehr wahr angefühlt haben muss. Bei näherer Betrachtung ist das nicht unerheblich, denn wir erkennen: Der Mensch hat eine Vielzahl an Kulturen hervorgebracht, und es gibt heute Hunderte unterschiedliche kulturelle Strömungen und Verzweigungen. Sie alle haben und hatten immer unterschiedliche Wahrheiten. Für jene, die diese Wahrheiten teilen, fühlten sie sich richtig und wahr an, für nachfolgende oder benachbarte Kulturen gegebenenfalls nicht. Doch gibt es keine Antwort auf die Frage, wer recht hat. Niemals. Weder wissenschaftlich noch ethisch, moralisch oder juristisch. Wir müssen uns das vergegenwärtigen, denn mit der Prämisse einer unanfechtbaren Obrigkeitswahrheit kommen wir nicht besonders weit.

Covid-19-Kommunikation: Stigma, Spaltung, Hysterie und Zwang

Betrachtet man die aktuelle Situation um Covid-19, kann man zur »Maskenpflicht« Folgendes feststellen: Die Maskierung der unteren Gesichtshälfte führt wie in vielen anderen Fällen von Maskierung zum Verlust von vielfältigen (Teil-)Informationen über Humor, Ironie, Sarkasmus, Ernsthaftigkeit, Angst, Wut, Trauer, Enttäuschung, Überraschung u. v. m. Das führt nicht nur zu einem konkreten Verlust im eigenen Ausdruck, sodass ein Lächeln beispielsweise vom Gegenüber nicht wahrgenommen wird, es führt auch zu einer grundsätzlichen Verunsicherung bei der Aufnahme von Informationen über andere Menschen.

Problematischer als dieser Verlust ist jedoch, dass die Rolle und die Stigmatisierung – also die »Kennzeichnung« – derer, die Mund-Nasen-Bedeckungen tragen, lautet: »Menschen, die sich für Sicherheit interessieren«. Das bedeutet, dass im Umkehrschluss das »nackte Gesicht« zunehmend mit dem Stigma »gefährlich« versehen wird. Gemäß dem erlernten Regel-Spiel-Prinzip steckt also in der »Rolle« des Maskenträgers eine Macht, nämlich die des Schutzes und der heldenhaften Selbstaufopferung für die Gemeinschaft. Ähnlich wie die Rolle des Arztes ist auch die Maske in der Gesellschaft mit »medizinischen« Informationen verknüpft. Der Nicht-Maskenträger hingegen »spielt nicht nach den Regeln«, opfert sich nicht auf, schützt die Bevölkerung nicht, ist kein medizinischer Mensch. Diese Regel gilt allerdings nicht universell, sondern ist als intersubjektive Wahrheit ersonnen worden. Weder kennzeichnet eine solche Maske in der objektiven Welt einen »sicheren« Menschen, noch ist ein »nacktes Gesicht« in irgendeiner Hinsicht schädigend. Wenn diese zugeschriebenen Werte aber von allen angenommen werden, verzichten alle zugunsten dieser Rolle auf die damit eingeschränkten Kommunikationsmöglichkeiten und verzerren ihr eigenes Selbst hin zu dieser Rolle.

Wir wissen aus vielen anderen Bereichen, dass es nicht möglich ist, alle Menschen von einem speziellen Rollenbild zu überzeugen. Das liegt an unterschiedlichen Kulturen und unterschiedlichen Sozialisationen, aber auch an Unterschieden in der Einsichtsfähigkeit. So nimmt bei Weitem nicht jeder an, dass ein Arztkittel etwas über Professionalität aussagt, und ebenso wenig, dass eine Polizeiuniform zwingend etwas mit Durchsetzungsfähigkeit oder Ähnlichem zu tun hat. Es gibt hier viele Möglichkeiten, diese von der Gesellschaft geschaffenen Wirklichkeiten zu interpretieren und sich dazu zu positionieren. Das führt in manchen Fällen zu offenen Konflikten – klassisches Beispiel hierfür: Gesetzesbrecher und Gesetzeshüter, »Räuber und Gendarm«. Der Konflikt ist vorprogrammiert, ergibt er sich doch aus außerordentlich unterschiedlichen Wahrheiten bzw. Interessen der beiden Seiten. Von diesem Konflikt sind jedoch in der Regel nur Teile der Bevölkerung betroffen. Die Maskenpflicht in der Covid-19-Situation jedoch stellt sich anders dar. Da es sich nicht um eine temporäre und lokal begrenzte Maskenpflicht handelt, sondern die gesamte Bevölkerung und große Bereiche der Öffentlichkeit betrifft, wiegt die Spaltung der Gesellschaft entsprechend schwer – die Spaltung nämlich, die aus unterschiedlichen Wahrheiten und unterschiedlichen Stimmungen gegenüber diesen Regeln entsteht.

Das Spiel der Gesellschaft, so komplex es bisher auch sein möge, erhält in dieser Covid-19-Situation nicht nur neue Regeln, sondern im Zusammenhang damit auch eine komplett neue Delinquenzkategorie, also eine neue Art des Rechtsbruchs. Mit Begrifflichkeiten wie »Masken-Verweigerer« wird impliziert, es gäbe eine objektiv richtige Denk- und Verhaltensweise und Menschen, die sich dieser verweigern. Als Verweigerer würden diese Leute zwar scheinbar um die Notwendigkeit dieser Regeln wissen, sich jedoch – beispielsweise aus Trotz – unkooperativ verhalten. Das ist allerdings eine Unterstellung aus Sicht der »Maskenträger«, die politisch-medial zu den Guten erklärt und demzufolge von der Obrigkeit gestützt werden. Dabei ist anzunehmen, dass umgekehrt die Einführung der Regel von der Gruppe der Masken-Verweigerer als Zwang und Nötigung verstanden wird. Problematisch daran ist, dass die Gruppe derjenigen, die die neuen Regeln einhalten, jene, die dies nicht tun, dazu zwingen wollen und durch exekutive Macht, Nötigung und Stigmatisierung auch tatsächlich zwingen können. Übertragen wir diesen Gedanken der Spielregeln auf ein tatsächliches Spiel, beispielsweise Schach, dann fällt auf: Eine Gruppe führt die Regel ein, dass der Turm nun auch schräg ziehen darf. Eine andere Gruppe weigert sich, diese Regel umzusetzen. So weit ist das in Ordnung. Jedoch werden nun diejenigen, die dies nicht wollen, von der anderen Gruppe aktiv angegriffen und von einer Obrigkeit zum Weiterspielen unter der neuen Regel gezwungen. Im Sinne des *Fair Play* stellt das eine gravierende Verletzung der freien Entfaltung dar, welche umgekehrt nicht zu erkennen ist. Die meisten Maskenkritiker scheinen eher die Meinung zu vertreten, dass jeder eine Maske tragen könne, wenn er das wolle, jedoch keineswegs das Recht habe, andere ebenfalls dazu zu nötigen.

Hier liegt zudem eine Vorverurteilung in der Sprache vor: Regelbrecher, Leugner, Verweigerer, Gefährder. In Teilen der Gesellschaft entwickelt sich ein Gefühl gegen jene, die nicht »nach den Regeln spielen«, und zwar in einem solchen Extrem, dass die Gruppe zu einer eigenen Art von Delinquenten wird. So kennen wir Diebe, Mörder, Steuerbetrüger, Hochstapler und viele mehr. Zu diesen gesellt sich nun also der »Verweigerer« und auch der »Corona-Leugner«. Ähnlich verhält es sich mit dem Tragen der Maske bzw. dem »Masken-Verweigerer«. Auch aus der Politik – hinsichtlich der eigentlich dort zu erwartenden Professionalität eine Unverschämtheit – kamen Formulierungen wie »Covidioten«.

Zur Vermeidung solcher Polarisierungen wäre eine ausgleichende Kommunikation erforderlich. **Man beachte: Beide Gruppen denken notwendigerweise solange dasselbe übereinander, bis es auf der Beziehungsebene ausdiskutiert wurde.** Jedoch ist klar ersichtlich, dass in einer solchen Situation über die Beziehungsebene gar nichts funktionieren kann, gerade weil sich beide gegenseitig als den »Mogler« beschuldigen und daher keine gemeinsame Kommunikationsbasis finden können. Die Freiwilligkeit, Mund und Nase zu bedecken, würde eine solche Eskalation vermeiden, da es eben keine »neue Regel« im System gäbe und daher ein deutlich geringeres Potenzial für diese Art von Missverständnis. Denn das Missverständnis ist wiederum selten ein rein inhaltliches, meist ist es von der Beziehung bestimmt, häufig von der Erwartung an das Gegenüber.

Wenn nun, ausgelöst vom Tragen eines Stücks Stoff im Gesicht, Stereotypen eine Gesellschaft spalten, **scheint auf elementarer Ebene etwas schiefgelaufen zu sein.** Die objektive Wahrheit existiert nicht. Es gibt nur die Möglichkeit, sich gemeinsam auf die intersubjektive Wahrheit, also eine zwischen allen ausgehandelte zu einigen. Das jedoch ist in höchstem Maße ein Zusammenspiel von Beziehung und Inhalt.

Ein weiteres Problem besteht darin, dass die mit einer bestimmten Rolle verbundene Macht dazu führt, dass man diese Rolle nicht mehr ablegen will. Im Sinne Caillois' ist sie also eine Maske, die sich an den Menschen festsetzt. Eine interessante Illustration zu diesem Phänomen bietet der Film »Die Maske« mit Jim Carrey aus dem Jahr 1994. Darin gehen die titelgebende Maske und die mit ihr verbundene Macht eine interessante Kombination mit dem Protagonisten ein und entwickeln letztlich ein gewisses Eigenleben.

So entsteht eine intersubjektive Wahrheit, die besagt, dass die nonverbale Kommunikation mittels Mund und Nase zunehmend als in bestimmten Situationen unerwünscht gekennzeichnet wird. Die gleichzeitige inhaltliche Komponente lautet: Der Verzicht auf diesen Teil der Kommunikation rettet Leben. Selbst unter der Voraussetzung, dass dies stimme, ist es kritisch zu betrachten: Durch den expliziten und kategorischen Ausschluss dieses Kommunikationsaspektes entwickelt sich nicht zwingend eine kulturelle Alternative (wie im Beispiel der venezianischen Maskenträger im Zug). Man kann aus der »Pflicht« sogar ableiten, dass Zurückhaltung geboten sei, die Menschen also möglicherweise alternative Kommunikation unterbinden. Pflicht suggeriert, es gäbe etwas Verbindliches, etwas Übergeordnetes, einen gemeinsamen Konsens, den einzuhalten sich ein jeder selbst verpflichtet. Wer die Maske – aus welchen Gründen auch immer – nicht trägt, wird gewissermaßen »kriminalisiert«. In diesem Zusammenhang scheint möglicherweise Zwang ein alternativer Begriff zu sein. Zwang bedeutet, dass ein Verhalten unbedingt erwartet und gegebenenfalls mit entsprechendem Druck eingefordert wird.

Anthropozentrismus und die Effekte auf die Kommunikation in der Gesellschaft

Wer im Zusammenhang mit der aktuellen Covid-19-Problematik das Bedürfnis nach einer normalen Kommunikation verspürt, zum Beispiel um herauszufinden, wer von den umgebenden Personen Angst empfindet, der wird in bestimmten Situationen gemaßregelt und unter Androhung von Bußgeldern oder Platzverweisen zum Einhalten der Maskenpflicht bewegt. In der Konsequenz wird ein Teil dieser Kommunikation unterbunden, da man auf die nonverbalen Informationen der Mund-Nasen-Partie verzichtet.

Man kann beobachten, dass die Stimmung zum Teil »rauer« wird, Menschen distanzierter werden und zum Teil Dissoziationsstrukturen entwickeln – das Gegenteil des »Schritt-für-Schritt«-Prozess der Sozialisation: Das Individuum bewegt sich in diesem Fall von der Gesellschaft weg. Ein wesentlicher Faktor ist dabei, dass insbesondere für den Ausdruck von Angst und Trauer die Mundpartie besonders bedeutend ist. Den Ausdruck der Augen allein kann man in diesen Fällen falsch deuten. Wir können also bei unseren alltäglichen Begegnungen im öffentlichen Raum nicht mehr überprüfen, ob uns eine Person anlächelt, wir verpassen ein schüchternes Öffnen des Mundes von Kolleginnen oder Kollegen, wir missdeuten die Aussagen der Menschen auf rein inhaltlicher Ebene, da z. B. Sarkasmus und Ironie sprichwörtlich floppen.

Sicher gibt es individuelle Methoden, um dafür einen Ausgleich zu finden. Für die kollektive Kommunikation allerdings würde es viele Jahre dauern, um eine kulturelle Struktur aufzubauen, die beispielsweise die dauerhafte Unterrepräsentation eines Teils der Mimik kompensiert. Denn gemessen an der Fähigkeit des sozialen Lernens müssen diese Strukturen und Ersatzformen bereits in den frühesten Entwicklungsjahren unseres Lebens vorgegeben werden, sodass wir diese in der gesamten Gesellschaft aufnehmen und verwenden können. **Der aktuelle Einbruch dieser Kommunikation kann deshalb nicht kurzfristig aufgefangen werden.**

Die Covid-19-Situation löst primär Angst aus. Die Repräsentation dieser so dominanten Angst wird allerdings in der Öffentlichkeit derzeit eingeschränkt. Sie fehlt. Ein Teil der Bevölkerung fühlt einerseits eine starke Angst, erkennt jedoch deutlich schwieriger, wer Angst hat, wer traurig ist etc. In diesem Abgleich liegt jedoch die einzige Möglichkeit, sich aus dieser kollektiven Verunsicherung und Vereinsamung wieder herauszuarbeiten. Inhaltlich kann man einen Konsens erreichen. Auf der Beziehungsebene ist etwas Ähnliches möglich: Man wendet sich anderen Gruppenmitgliedern zu, man macht sich ihnen gegenüber »zugänglich«. Stattdessen werden die Menschen jedoch täglich mit neuen angstauslösenden Reizen überschwemmt. Sie versuchen, in der Öffentlichkeit ein Meinungsbild zu finden und scheitern daran, insbesondere aufgrund der Masken.

Auf inhaltlicher Ebene fühlt sich ein Teil der Bevölkerung abgehängt wie in Zeiten der lateinischen Liturgie die Gläubigen in der Kirche. Die Menschen haben den Eindruck, selektiv nur politisch und medial erwünschte Informationen zu erhalten. Mögliche Absichten einmal dahingestellt: Es scheint ein einträgliches Geschäft zu sein. Angst verkauft sich hervorragend, denn in einer Angstspirale wird die befreiende Antwort herbeigesehnt: Die Heilung, der Exorzist, der den Dämon austreibt, die Waffe zur Verteidigung, die letzte Hoffnung. In dieser Erwartung wird alles versucht, daher auch jede Nachricht verinnerlicht. Die Verantwortung der Medien ist aktuell besonders groß und wird doch von den Mainstream-Medien scheinbar kaum beachtet: Viele Menschen befinden sich in einer Angstspirale, die durch den derzeitigen Mangel an Beziehungskommunikation untereinander noch verstärkt wird. Teile der Bevölkerung haben Angst vor einer tödlichen Infektion, andere vor einer allgemeinen Versklavung und Destabilisierung ihrer bisherigen Lebenswelt und der eigenen Wahrheiten. Hier wie da gibt es Menschen mit Angst: sowohl in dem Teil der Bevölkerung, der alle Maßnahmen »pflichtbewusst« umsetzt, als auch in jenem, der alle Maßnahmen »pflichtbewusst« ablehnt. Beide Gruppen betrachten ihre Haltung notwendigerweise als pflichtgetreu.

Hinter jedem Schutzbedürfnis steckt Angst. Die Angst vor einem unsichtbaren Feind wird von einigen auf die Angst vor einem sichtbaren Gesicht projiziert. Andere projizieren ihre Angst vor Endzeitszenarien auf die Angst vor einem maskierten Gesicht. Sie werden z. B. als »Gefährder« bezeichnet – ein Begriff, der seit vielen Jahren in einem noch größeren Angstkontext genutzt wird: dem Terrorismus. Ein Gefährder ist eine Person, die vorsätzlich Schaden herbeiführt. Daraus folgt, dass die intersubjektive Wahrheit – also das, worauf sich ein Teil der Gesellschaft geeinigt hat – ausdrückt: Gesichter ohne Maske bringen potenziell den Tod. Umgekehrt denken andere, dass wiederum das Tragen der Maske den Tod bringe.

Es ist also kein Zufall, dass sich die Vertreter dieser beiden Interpretationen bekämpfen. Es ist keine kulturelle Entwicklung, die uns dorthin geführt hat, sondern eine akute und kurzzeitige Intervention. Elementar ist dabei, dass die verlorene Kommunikation nicht ausgeglichen wird, die Bevölkerung also nicht hinreichend Möglichkeiten hat, damit umzugehen. Die daraus resultierende Beeinträchtigung des Gemeinschaftsgefühls ist vermutlich der sehr viel gefährlichere Aspekt der Krise. Misstrauen, Dysphorie, Depression sind nur einige der möglichen langfristigen Folgen. Die »Arztmaske« erscheint nicht mehr zwingend professionell, sondern ist ein Kennzeichen für Gefahr oder Nicht-Gefahr geworden.

Betrachtet man die Welt ausnahmsweise nicht aus der eigenen Perspektive, sondern lässt zu, dass es unzählige Weltsichten gibt, drängt sich die Frage auf, wie wir in diesem Durcheinander überhaupt zu einem inhaltlichen Konsens finden können. Wie Watzlawick bereits aufzeigen konnte, bedingt der Beziehungsaspekt teilweise den Inhaltsaspekt. Das bedeutet Folgendes: Wenn wir uns im Wesentlichen sympathisch sind, uns aneinander und miteinander identifizieren können, hinreichende Mengen an gemeinsamen Wahrheiten vorliegen und wir dies im Laufe unserer eigenen Entwicklung – durch die Kommunikation darüber – bemerken, dann sind wir dazu in der Lage, auf der Basis dieser »guten« Beziehung auch einen inhaltlichen Konsens zu finden.

Das Entstehen von Moral und Gesetz unterliegt keiner Regelung des Universums. Vielmehr unterscheiden sich diese Dinge kulturübergreifend und sind deshalb inhaltliche Kompromisse, gemeinsame Wahrheiten, denen zu entsprechen sich die Masse der Bevölkerung verpflichtet. Jedoch muss man sich dafür untereinander austauschen können. Insbesondere die Beziehungsebene ist von großer Bedeutung, denn die allgemeine Wahrheit ist ohnehin unmöglich zu begreifen, möglicherweise auch nicht greifbar. In diesem Chaos einen gemeinsamen Nenner zu finden ist – heutzutage – unter Einbeziehung aller Perspektiven Aufgabe der Wissenschaft. Ein reduzierter Blick führt dazu, dass weder von einem inhaltlichen noch von einem Beziehungskonsens die Rede sein kann. Die Geschichte liefert uns unzählige Beweise dafür, dass es sich lohnt, wenn Menschen einander vertrauen, und ebenso dafür, dass es sich nicht auszahlt, auf eine Idee zu bauen, vor allem wenn diese mit Nachdruck von einer Art Institution verbreitet wird.

Auf der Ebene der Inhalte ist wichtig, einmal mehr festzuhalten, dass es »die« Wissenschaft nicht gibt. Wissenschaft ist weder der Lichtbringer, als der sie von einigen dargestellt wird, noch sind sich Wissenschaftler einig oder vertreten einheitliche Meinungen. Man kann daraus schlussfolgern, dass sich einige Wissenschaftler von der Allgemeinheit entfremdet haben, in elitären Kreisen handeln und ein Großteil der Erkenntnisse dieser Wissenschaftler deshalb nicht zu verallgemeinernden oder universell gültigen Wahrheiten führt. Angesichts der Vielfalt der Positionen in der wissenschaftlichen Diskussion und deren ständiger Aktualisierung durch die Einbeziehung neuer Erkenntnisse kann der Eindruck entstehen, die Politik verliere den Überblick: Atemschutzmasken werden verpflichtend, die Verkäuferin beim Bäcker berührt aber nach wie vor mit der »Wechselgeldhand« das Gebäck. Kugelschreiber werden nach Verwendung desinfiziert, den Geldschein aber nehmen einige Menschen zur »Zwischenlagerung« kurzzeitig in den Mund. Der US-amerikanische Präsident Donald Trump empfiehlt zeitweise das Trinken von Desinfektionsmittel. Die Deutsche Gesellschaft für Infektiologie sagt noch im April 2020, die chirurgische Gesichtsmaske helfe nicht gegen Viren.[13]

Die Regeln sind oder waren nicht nur von Staat zu Staat andere, auch von Bundesland zu Bundesland und von Stadt zu Stadt, teilweise sogar von Geschäft zu Geschäft gab es Abweichungen. Zugängliche, leicht verständliche Studien, die diese Widersprüche neutral und der Wissenschaftsethik entsprechend auflösen, sind Mangelware. Niemand weiß derzeit genau, welche Maßnahme welchen Effekt hat, welche Maßnahme wofür genau sinnvoll ist und wer wann genau was gesagt hat. Es ist schwer zu sagen, welcher Politiker konsequent Maske trägt und wer sie nur für Fotos aufsetzt. Niemand weiß genau, wie viele Demonstranten es waren etc. Es fehlt an Übersicht. Vor diesem Hintergrund erscheint die Aussage, die Maßnahmen seien unzweifelhaft angemessen, manchen Menschen als bestenfalls unprofessionell. Insofern kann es im klassischen Sinne als eine sich selbst erfüllende Prophezeiung gelten, von einem katastrophalen Virus zu berichten, sich davor zu fürchten, sich als Gesellschaft zu spalten und so Lücken zu schaffen, die politisch und wirtschaftlich genutzt werden. Ja, Covid-19 ist tatsächlich sehr gefährlich. Aber – wie so oft – nicht aus sich selbst heraus, sondern vielmehr durch die Menschen, die es zu etwas Gefährlichem machen: durch Ignoranz, wissenschaftliche Torheit, Naivität, teils blinden Glauben an eine »heilige« Führung durch »magische« Eliten und durch teils sinnbefreite Postulate. Hinzu kommt, dass die hysterische Überzeugung von einer Gefahr tatsächlich krank machen kann, denn der Placebo-Effekt wirkt nicht nur im Sinne der Genesung. In wie vielen Fällen allein die Angst Menschen krank gemacht und vielleicht sogar zu deren Tod geführt hat, ist vermutlich nicht zu klären. Es ist für sich genommen ein Armutszeugnis, dass es in unserer Gesellschaft überhaupt denkbar ist, dass jemand an Angst und Isolation sterben könnte. Kommunikation und Beziehungen dürfen deshalb **niemals** eingeschränkt werden.

Welche Langzeitfolgen nach einer so destruktiven Einschränkung der natürlichen Kommunikation, wie sie mit den Corona-

Schutzmaßnahmen einhergeht, zu erwarten sind, bleibt abzuwarten. Destruktiv, also zerstörerisch, ist es allemal, von Menschen zu erwarten, dass sie nicht nur den mimischen Apparat deutlich reduzieren müssen, auch die Regelungen des »sozialen Abstandes« sind auf der Ebene der Kommunikation schwierig.

(Un-)Soziale Abstände und der Umgang mit den Toten

Die in der Bundesrepublik Deutschland ausgerufene Regelung des sozialen Abstands von mindestens 1,5 Metern ist unter den Gesichtspunkten der Kommunikation ebenso bedeutend wie die Maskenpflicht. Im Falle der Masken betrifft die Einschränkung primär die Mimik, also die motorischen Ausdruckmöglichkeiten des Gesichtes. Die Abstandsregelungen hingegen berühren die Proxemik, also jenen Teil der Kommunikation, der im Spiel mit dem zu anderen Personen oder Objekten eingenommenen Abstand stattfindet. Edward T. Hall (1966) hat die unterschiedlichen Distanzen zwischen Menschen in Westeuropa in Zonen unterteilt.[14] Diese Zonen sind als fließende Übergänge zu verstehen und durchaus von individuellen Faktoren geprägt. In verschiedenen Kulturbereichen ist jedoch eine gemeinschaftliche Tendenz der natürlichen Abstände zueinander festzustellen. Wie in der Abbildung unten deutlich wird, gliedern sich die Zonen in die öffentliche Distanz, die soziale Distanz, die persönliche Distanz und die intime Distanz. Diese kann man wiederum jeweils in eine nahe und eine weite Phase unterteilen.

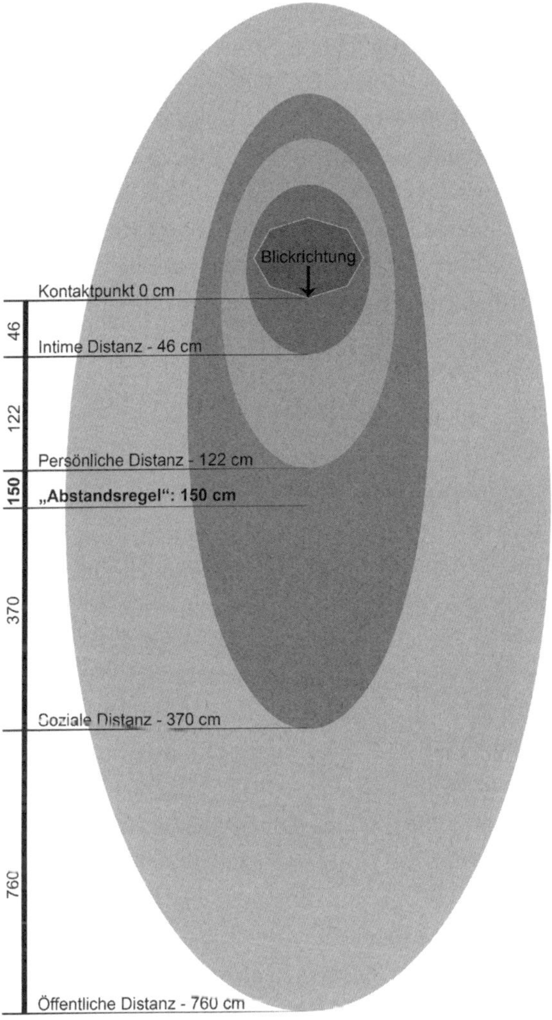

Distanzzonen nach Edward Hall (1966),
Darstellung Aaron B. Czycholl (2020).

Wir können das an uns selbst überprüfen und erinnern uns: Wenn wir beispielsweise einen Platz am Strand suchen, wählen wir im Optimalfall einen, der im Abstand von drei bis sieben Metern zu anderen Strandbesuchern liegt. Natürlich gibt es Aspekte, die diese Entscheidung verändern, beispielsweise wenn wir einen Schattenplatz suchen, ein solcher aber nur relativ nahe bei anderen Strandgästen zu finden ist. Hier entscheiden wir nicht zuletzt danach, wie vertrauenswürdig die jeweils anderen uns erscheinen. Gelangen wir zu einer positiven Einschätzung der potenziellen Nachbarn und ist das Bedürfnis nach einem Schattenplatz ausreichend groß, unterschreiten wir durchaus auch diese Zonen und befinden uns dann beispielsweise innerhalb der sozialen Distanz.

Diese relative Nähe wiederum fordert plötzlich etwas von uns. In der öffentlichen Distanz ist es nicht wichtig, sich anzukündigen und mitzuteilen. In der sozialen Distanz wiederum entsteht bereits das Bedürfnis danach, sich zum Beispiel mit einem »Hallo« anzumelden oder sich gar miteinander bekannt zu machen. Gegebenenfalls führt auch die höfliche Nachfrage, ob hier noch Platz sei, zu einer ersten Kontaktaufnahme. Denn ein langfristiges Eintreten in die soziale Distanz führt – daher der Name – zur Erwartung einer sozialen Aktivität. In der öffentlichen Distanz entsteht dieses Bedürfnis selten. Hier hält man sich in der Regel auf, ohne voneinander Kenntnis zu nehmen.

So geht es weiter, unterschreiten wir die soziale Distanz, kommen wir uns also näher als 1,2 Meter, geraten wir in die persönliche Distanz. Sie können dieses Phänomen gut am Beispiel eines Fahrstuhls nachvollziehen. Wir geraten hier in eine ungebührliche Nähe zu Menschen, mit denen wir üblicherweise keinerlei persönliche Beziehung pflegen. Wir lösen das Problem in der Regel, indem wir uns nicht ansehen, sondern uns alle in dieselbe Richtung drehen, üblicherweise in Richtung der Fahrstuhltür. Die Zonen verlaufen, wie in der Abbildung zu sehen, nicht kreisförmig um uns, sondern eher elliptisch. Das bedeutet, dass wir als schiefgelagertes Zentrum in diesen Zonen unterschiedliche Distanzen erleben, je nachdem, von welcher Seite sich jemand nähert. Von der Seite und von hinten ist es für uns eher zu ertragen. Hier sind die Zonen deutlich »schmaler«, und sie haben weniger Spielraum. Von vorne betrachtet entstehen hier die größten Unterschiede: Stellen wir uns beispielsweise mit umgekehrter Blickrichtung in den Fahrstuhl und betrachten die anderen Menschen, so erzeugen wir schnell eine höchst unangenehme Situation, welche unter Umständen dazu führt, dass die anderen Anwesenden sich umdrehen und ebenfalls in die »falsche« Richtung blicken. Sie werden aber mindestens eine seitliche Position zueinander einnehmen, um die »frontale« Situation aufzulösen, denn üblicherweise kommen sich nur Freunde und Verwandte derart nahe. In dieser Distanz halten wir uns beim freundschaftlichen Gespräch, beim gemeinsamen Abendessen, auf dem Sofa, beim gemeinsamen Stehen in einer Warteschlange, beim Fußballschauen und in ähnlichen Situationen auf. Wir unterhalten uns mit befreundeten Arbeitskollegen, können so auch leiser sprechen, sodass man beispielsweise über andere Personen reden kann. Wir erkennen die Beziehung zueinander dahingehend an, dass wir uns für die andere Person »berührbar« machen.

Noch größere Annäherung schafft eine intime Distanz. Diese ist normalerweise nur intimen Partnern oder nächsten Verwandten und Freunden zugänglich. Dieses kommunikative Regelungssystem nutzen alle Menschen und auch einige andere

Spezies. Die Größe der Zonen unterscheidet sich jedoch teilweise stark, unter anderem zwischen den Kulturen.

Die Forderung von Virologen und Politikern nach einer dauerhaften Einschränkung der Kontakte in allen Zonen, die unterhalb der sozialen Distanz liegen, hat einen maßgeblichen Einfluss auf die Kommunikation. Im Normalfall regeln Menschen durch die eingenommene Distanz ihr Beziehungsgefühl und kommunizieren damit eine Menge über die wahrgenommene Intensität der Beziehung, das Maß des Vertrauens und gegebenenfalls auch die Zuneigung zueinander.

Die Frage der räumlichen Annäherung ist gerade bei den ersten Liebesbeziehungen des Lebens von großer Bedeutung. Das Unterschreiten der intimen Distanz führt normalerweise zu einem erhöhten Puls, zu Aufregung und Spannung, denn es ist ein Schritt in die Angreifbarkeit. Das Gegenüber könnte den Versuch ablehnen. Man könnte zurückgewiesen oder verletzt werden. Die in Filmen viel verarbeitete »magische Grenze« vor dem ersten Kuss befindet sich im Durchschnitt bei ca. 15 Zentimetern. Unterschreiten wir diese Grenze vorsichtig, sind wir uns außerordentlich nahe gekommen, und es entscheidet sich, ob es zu einem Kuss kommt oder nicht. Bei einem Abstand von zwei Metern ist es eher unwahrscheinlich, darüber Informationen zu erhalten. Es sei denn, man äußert diese verbal. Vorsichtige Annäherungen in die intime Zone sind in vielerlei Hinsicht eine Klischeeerfahrung. Nebeneinander im Kino sitzen und, getarnt durch ein Gähnen und Strecken, den Arm auf die Schultern des anderen zu legen, aus einer Umarmung heraus zu einem Kuss zu kommen, die vorsichtige Annäherung an eine Person, die getröstet werden will – meist beginnt der Tröster sich von der Seite anzunähern, um die andere Person nicht durch einen frontalen Zugang einzuengen.

Man kann daraus ableiten, was eine konsequent durchgesetzte »Regulierung« dieser Abstandslogik nach sich ziehen würde. Zum einen fiele in der ersten Zeit des Beziehungsaufbaus die Annäherung weitgehend weg. Zum anderen müssen Alternativen entwickelt werden, um diese Teile der Kommunikation zu ersetzen. Da dies jedoch nicht so einfach ist und gleichzeitig der mimische Apparat durch die Masken eingeschränkt zur Verfügung steht, können sich die Kommunizierenden in der Folge zurückgewiesen, unverstanden und isoliert fühlen. Ein konstanter Verzicht auf intime und persönliche Distanzen würde zu einer permanenten Versachlichung unserer Kommunikation führen. Wir würden zunehmend lernen, dass der Umgang miteinander nur »zugunsten der Gruppe« und nicht mehr »zu meinen Gunsten« stattfindet. Die daraus resultierende Depersonalisation – also Selbstentfremdung – hätte langfristig einen schädlichen Einfluss auf die Betroffenen und auch auf die Gesellschaft. Die Gewohnheit von persönlichem Umgang und Intimität abzubauen würde eine Versachlichung der Gesellschaft nach sich ziehen und somit im schlimmsten Fall das Konzept der Nächstenliebe neutralisieren. Ähnlich wie in den prüdesten Zeitaltern der Geschichte würden wir die angewandte Empathie und den Umgang miteinander auf persönlicher und intimer Ebene verlernen.

Dieser Effekt ist durch die regelmäßige Anpassung der Maßnahmen und Regelungen vorübergehend entschärft worden. So durften sich zeitweise auch wieder Personen aus mehreren Haushalten zusammenfinden und je nach Konstellation auch die Abstandsregelung ignorieren. Zu Beginn der Maßnahmen im Frühjahr 2020 und bei deren neuerlicher Verschärfung im November 2020 wurde die Annäherungsfreiheit teilweise in bedenklichem Maße eingeschränkt. Stellen Sie sich vor, Sie hätten sich im Februar 2020 in jemanden verliebt und dürften diese Person im März nicht mehr ohne Maske treffen und sich in der Öffentlichkeit nicht näher als 1,5 Meter kommen. Wie würde sich das auf den Beziehungsaufbau auswirken, auf das Bedürfnis nach Nähe? Wie absurd erscheint es in diesem Licht, die Betroffenen zu kriminalisieren? Wie nah steht diese Struktur der Prüderie, welche die körperliche Annäherung und die Nacktgesichtigkeit unter den Generalverdacht der Unreinheit und Unkultiviertheit stellt? Eine Einschränkung auf dieser Ebene – virologisch sinnvoll oder nicht – führt zu langfristiger Desozialisation (Gesellschaftsentfremdung) und Depersonalisation (Selbstentfremdung) der Betroffenen. Übertragen auf die Gesamtheit einer Gesellschaft ist das bedenklich und gefährlich. Es stellt sich die Frage nach der Sinnhaftigkeit aus medizinischer Sicht. Wichtiger ist jedoch die Frage, welches Gut hier gegen welches abzuwägen und ob der Preis angemessen ist. Eine langfristige Schädigung der sozialstaatlichen Struktur – inklusive des Vertrauensverlustes und der möglichen Widerrechtlichkeit – ist gegebenenfalls ein hoher Preis, betrachtet man die objektiven Zahlen der Covid-19-Pandemie.

Dieser Punkt verdient einen kleinen Exkurs:

Wir betrachten die aktuellen Zahlen und sehen, dass in Deutschland 16.248 Menschen an und mit Covid-19 gestorben sind (Stand: 30.11.2020). Diese Zahl bezieht sich auf infizierte Tote, nicht in jedem Fall auf nachgewiesene pathologische Zusammenhänge. Die 7-Tage-Inzidenz liegt bei 138 Infizierten je 100.000 Einwohner (Stand: 30.11.2020).

An den unmittelbaren Folgen von Alkoholkonsum oder Mischkonsum von Tabak und Alkohol sterben jährlich ca. 74.000 Menschen (Jahrbuch Sucht 2020). Die aktuelle Prävalenz, also die statistische Schätzung, liegt bei ca. 1,6 Millionen Menschen, die – allein in Deutschland – in einem Zeitraum von zwölf Monaten an einer Abhängigkeitserkrankung in Bezug auf Alkohol leiden. Wieso wird aufgrund dieser Erkenntnisse nicht jede Brauerei, jede Winzerei, jede Schnapsbrennerei etc. geschlossen? Warum wird nur langsam und murrend ein allgemeines Rauchverbot umgesetzt? Laut Schätzungen treten in Deutschland jährlich über 60 Millionen Magen-Darm-Erkrankungen auf. Wieso wurde nicht schon lange eine Windelpflicht eingeführt? 2019 sind 963 Menschen wegen unangepasster Geschwindigkeit im Straßenverkehr gestorben. Dennoch sagt der Verkehrsminister, dass ein allgemeines Tempolimit »gegen jeden Menschenverstand« sei. 2014 sind laut AOK-Bericht 19.000 Menschen an Behandlungsfehlern von Ärzten gestorben. Wurden deshalb landesweit Kliniken geschlossen und die Medizin hinterfragt?

Offensichtlich erscheinen Einschränkungen der genannten Lebensbereiche als unverhältnismäßig. Die Freiheit des Bürgers wird offenbar höher bewertet. In der gegenwärtigen Situation ist allerdings etwas anders: Wird die Freiheit des Bürgers derzeit geringer bewertet? Die bisherigen Covid-19-Sterberaten scheinen das nicht zu rechtfertigen. Anders ist, dass grundlegende Einschränkungen zu einer teilweise automatisierten und möglicherweise auch absichtlich erzeugten Angstspirale geführt haben, die die getroffenen Maßnahmen überhaupt denkbar gemacht haben.

Fazit: Vernunft und Gesundheit

Man kann durchaus behaupten, dass selbst angesichts eines apokalyptischen Endzeit-Virus der Verlust von Kommunikation der stärkere Schaden wäre. Die Kommunikation ist eine der stärksten Mächte, vielleicht auch die stärkste Macht überhaupt, die der Mensch gegenüber den Gefahren dieser Welt hat. Das gesamte Wirtschaftsleben baut darauf auf. Der Einsatz ist entsprechend hoch, denn daran hängen deutlich mehr Leben, als von Covid-19 bedroht sind. Die Kommunikation und gerade die Beziehungskommunikation einzuschränken hat mittelfristig vermutlich schwerwiegende Folgen. Eine verpflichtende Abstandsregelung erscheint vor diesem Hintergrund wenig sinnvoll. Liegt der Schlüssel auch hier in der Optionalität?

Die Freiheit zur persönlichen Entfaltung und die Meinungsfreiheit sind fundamentale Größen unserer Kultur. Meinungsfreiheit bezieht sich dabei gleichermaßen auf verbal wie nonverbal geäußerte Meinungen. Es ist ein außerordentliches Statement, sich nah zu sein, als Bevölkerung zusammenzustehen, sich eben nicht zu spalten, Nähe und Kommunikation vor Rechthaberei und Angst zu stellen. Das sind die Verhaltensweisen, die Gesellschaften in der Vergangenheit vor Schlimmerem bewahrt haben. Allerdings muss der Mensch diese Erkenntnis offenbar regelmäßig nach einigen Jahrzehnten erneuern. Wir sind aufeinander angewiesen. Je mehr wir uns voneinander distanzieren, desto schlimmer. Anhand der aktuellen Ereignisse und aufgrund des individuellen Erlebens all dieser Maßnahmen können wir in verschiedenen Situationen feststellen: Wo sonst Einigkeit herrschte, entsteht heute möglicherweise Zwist, wo Vertrauen herrschte, vielleicht Misstrauen, und wo Sympathie und Liebe zu finden waren, herrscht im schlimmsten Fall Leere. Solche gesellschaftlichen Phänomene sind mögliche Effekte einer »Verpflichtung« zu den beschriebenen Kommunikationseinschränkungen.

Kommunikation ist auf allen Ebenen von Bedeutung, selbstverständlich auch wenn man die Evolution unserer Spezies betrachtet. Eigene Wissenschaftsdisziplinen befassen sich mit den ursprünglichen Kommunikationsformen, den frühesten dokumentierten Sprach- und Schriftabläufen, visuellen Darstellungen von Szenen an Höhlenwänden, auf Steintafeln und Papyri. Es ist eine schier unbegreifliche Menge an historischen Informationen zu finden – und eine noch viel größere Zahl ist vermutlich unwiederbringlich verloren gegangen. Als Zeitzeugen bereichern uns diese Informationen außergewöhnlich. Sie schärfen unser Bild von der Entstehung von Zivilisation, Kultur, Kunst – kurz: von der Entwicklung der Menschheit. All diese Aufzeichnungen sind Formen von Kommunikation. All die Menschen, die diese Aufzeichnungen erzeugt haben, mussten kommunizieren, lernen, leben und erfahren. Konsequent durchdacht wird klar: Ohne Kommunikation wären wir vermutlich nicht mehr auf diesem Planeten. Der Mensch ist sicher vieles, jedoch nicht sehr robust in der rauen Natur. Ohne Höhlen, Feuer, Waffen, Technik und Strategie wären wir vermutlich nicht »so weit gekommen«. Es ist unvorstellbar, wie wir ohne die Kommunikation zu ebendiesem heutigen Menschen hätten heranreifen können.

Sie schafft große Teile unseres Selbst und lässt uns einen Platz in der Welt einnehmen. Wir haben anhand und unter anderem nur aufgrund der Kommunikation die schwersten

Krisen durchlebt: Naturkatastrophen und Kriege, Hungersnöte und Krankheiten. In all diesen Phasen ist die Kommunikation der Schlüssel zum Überleben gewesen. Der reine Austausch der Information über einen Essensplan und die damit verbundene Kalkulation, wie lange die Vorräte reichen, die Möglichkeit, seine Sorgen mitteilen zu können und Trost bei einem Freund zu finden, die Möglichkeit, aneinander zu glauben und sich gegenseitig zu bestärken, sind unverzichtbare Werte in unserer Geschichte. Einen Teil davon haben wir seit jeher insbesondere durch die nonverbale Kommunikation geschaffen. Der Mund als ein äußerst intimes und empfindliches Organ nimmt hierbei eine zentrale Rolle ein, welche zu verstecken wiederum höchstens im Spiel, im Reiz des Unbekannten, in der Fantasie des Gefährlichen einen Sinn findet.

Eine konsequente Maskierung der Bevölkerung kann aus dieser Perspektive zu Schäden führen und im Sinne Caillois' auch dazu, dass die neuen »Regeln« auf eine spielerische und naive Begeisterung treffen, mit der man dann allzu bereitwillig jene, die nicht »nach den Regeln spielen«, dem Spielleiter melden will. Die Frage nach der Schutzfunktion wird dabei vermutlich in den Hintergrund rücken. Zumeist wird wohl eher monoton die Herkunft der Regel beschworen und wiederholt, was der offizielle Anlass dieser Regel ist, denn es gilt ja, dass es nur dann Spaß macht, wenn alle mitspielen. Das Gefüge einer kommunikativen Gemeinschaft weicht in diesem Fall einer neuen Form von distanzierter, inhaltlich überforderter und konsensunfähiger Masse, die bestimmte Regeln nahezu heiligspricht und in der Folge die »Unheiligen« kriminalisiert.

Das scheint ohnehin eine weitere zu verallgemeinernde Eigenschaft der menschlichen Gesellschaft zu sein. Sind die

Menschen nach wie vor bestrebt, dass ein Gott, eine Königin, ein Papst oder ein Kaiser in gewisser Unerreichbarkeit die Legitimation inne hat zu entscheiden, was richtig und was falsch ist? Die Wissenschaft scheint es jedenfalls nicht geschafft zu haben, das den Menschen vollständig abzugewöhnen. Vielmehr ist für einige die Wissenschaft selbst heilig geworden und dadurch unerreichbar, unkritisierbar und unfehlbar.

In der Wissenschaft ist es nicht üblich, eine Erkenntnis unkritisiert und unreflektiert anzuerkennen. In allen Bereichen finden Diskussionen statt, teilweise sehr hitzige. Jeder Wissenschaftler sieht sich bei Veröffentlichung seiner Vermutungen und Erkenntnisse inhaltlichen Umdeutungen, methodischen Kritiken und zuweilen den Angriffen anderer Forscher ausgesetzt.

Insofern ist ein weiteres Anzeichen für die nahezu ausgesetzte Kommunikationsfähigkeit, dass die öffentliche Covid-19-Diskussion recht einseitig verläuft. Ein professionell geführter kritischer Diskurs findet in der Öffentlichkeit nicht statt. Eine Seite scheint hervorgehoben und zu generalisierter Wahrheit stilisiert zu werden. Wissenschaftstheoretisch und methodologisch ist das höchst fragwürdig. Hier trifft Caillois' Aussage zu: Masken sind ein Instrument politischer Macht, nicht nur im tatsächlichen und symbolischen Spiel, auch auf übergeordneter gesellschaftlicher Ebene. Die Maske ist ein Mittel, um Menschen eine Rolle zuzuschreiben. Ob dies absichtlich geschieht, ist nicht Gegenstand der Betrachtung.

Die Gesundheit – und das ist wahrlich keine neue Erkenntnis – ist ein ganzheitlicher Zustand und nicht zu verwechseln mit dem Zustand nach Überwindung einer isolierten Krankheit. Zur Gesundheit zählen neben den körperlichen Aspekten auch soziale, psychische, mentale, seelische und kreative Aspekte. Die aus der Perspektive der »Pathologie« hervorgehende Betrachtung, Gesundheit sei der Zustand fehlender Erkrankung, kann nicht mehr aufrechterhalten werden. Die Salutogenese (also die Entstehung der Gesundheit) ist sicher in vielerlei Hinsicht die erfolgversprechendere Perspektive, um zu verstehen, dass Isolation, permanente Angst, gesellschaftliche Spaltung, gegenseitige Vorwürfe, ständige Überwachung und das Gefühl, jemandem oder etwas ausgeliefert zu sein, eine massive Verletzung der Gesamtheit der Gesundheit darstellen. Die Auswirkungen auf die Gesundheit sind in der Summe bei einem Teil der Menschen vermutlich schwerwiegender als die einer Infektion mit Covid-19, das bei vielen »nur« grippeähnliche Symptome auszulösen scheint. Die zu befürchtenden Folgen des aktuellen gesellschaftlichen Weges können deutlich gravierender sein als die Folgen einer schweren Grippewelle, in der jeder in souveräner Selbsteinschätzung Schutzmaßnahmen für sich ergreifen kann.

Wer bereits ein geschwächtes Immunsystem hat oder aus anderen Gründen eine Infektion für gefährlich hält, der kann grundsätzlich eine Maske tragen, sich zurückziehen und zugunsten seiner körperlichen Anfälligkeit andere gesundheitliche Aspekte zeitweise in den Hintergrund stellen. Jedoch trifft das nur auf einen Teil der Bevölkerung zu. Die Mehrheit zeigt auch bei einer nachgewiesenen Infektion keine oder nur leichte Symptome. Hier passt die Metapher des frierenden Menschen auf einem Floß mitten im Ozean, der sein Floß anzündet, um sich zu wärmen. Das hilft für den Moment. Doch die aus diesem Handeln resultierenden Folgen sind unwiderruflich und um ein Vielfaches schwerwiegender als die Kälte selbst.

Eine neutrale Berichterstattung ist aufgrund des Spieles mit der Opportunität und den damit verbundenen kommerziellen Möglichkeiten weitgehend ausgesetzt. Die nicht-neutrale Berichterstattung liefert Material für die Fraktionierung der Gesellschaft. Hier liegt ein gesellschaftspolitisches Problem vor, das einer eigenen Aufarbeitung bedarf. So viel ist bereits klar: Die Verhaltensstrukturen wecken Assoziationen zu Kulturen, in denen Schamanen unsichtbare Geister mit Masken und speziellen Ritualen besiegen wollen; zu Exorzisten, welche im Gewand und mit magischer Sprache einen Dämon austreiben; zu Verzweifelten, die einem Versprechen nach Erlösung folgen. Die Wahrheit findet in den Köpfen statt.

Die Meinungsbildung ist also offenbar nicht nur eindeutig erschwert, es findet eine Art Regression (also Rückentwicklung) statt – zurück zu den alten Mechanismen, den alten Schutzversprechen, dem alten Denken, etwas oder jemand wäre fähig, uns zu erlösen. Ob unser Gesundheitsministerium und Institute wie das Robert-Koch-Institut nun aber die versprochenen Heilsbringer sind, ist anzuzweifeln. Vielmehr ist es Aufgabe und Verantwortung eines jeden, sich eigenständig kundig zu machen, sich nicht spalten zu lassen, nicht in Verleumdung und Vorurteil zu versinken, nicht den Teufel an die Wand zu malen, auch Ängste von anderen zu akzeptieren, gemeinsam zu entscheiden, anzunehmen und dadurch die Angstspirale zu beenden. Denn Angst zeugt Angst.

Es gibt unzählige Studien und Informationen, deren Berücksichtigung eine neutrale Meinungsfindung unterstützen würde: zur Einordnung des von Covid-19 ausgehenden Gefahrenpotenzials, zur Unwahrscheinlichkeit einer Verschlechterung der Lebensbedingungen, zu Vor- und Nachteilen des Masken usw. Ob diese Studien besser sind als jene, die den Maßnahmen zugrunde liegen, sei dahingestellt. Es gibt sie, und sie sind alle ebenso Teil der Wissenschaft, ebenso Teil der Bevölkerung und sollten ebenso Gegenstand der Diskussion sein. Doch ob nun die Maske schützt oder Risiken erhöht: Die Kommunikation in ihrer Gesamtheit ist es, was uns bislang unsere enorme Entwicklung und die Entstehung von Kultur ermöglicht hat. Unsere Kommunikationsfähigkeit ist es, die es uns erlaubt, sowohl auf inhaltlicher als auch auf Beziehungsebene miteinander in Kontakt zu treten und unsere Wahrheiten auszutauschen. Das Einschränken gerade dieser Fähigkeit kann langfristig nur zu Nachteilen führen. Wir unterdrücken damit nicht nur einen wichtigen Teil der persönlichen Kommunikation, sondern auch der öffentlichen Diskussion. Die Identifikation von Gefühlen, Haltungen und Meinungen, die Kompatibilität zueinander, Sympathie und vieles mehr ist entscheidend für das Vertrauen ineinander und selbstverständlich auch für das Vertrauen in Politik, in Wirtschaft, Medizin usw.

Im Sinne der Kommunikationsfähigkeit sollte ein Gesetzgeber deshalb niemals zu der Überzeugung gelangen, ebendiese einschränken zu wollen. Das Recht auf Meinungsfreiheit beschreibt nicht nur die Freiheit, sich eine eigene Meinung bilden zu können, es garantiert auch, dass ich diese kommunizieren darf – verbal und nonverbal. Die Annahme, dass der Schutz des Lebens über diese Freiheit zu stellen sei, wirkt aus der Perspektive der Kommunikation paradox. Denn die Kommunikation ist es, was bisher unser Leben geschützt hat.

Jakob van Hoddis (1887–1942)

Weltende

Dem Bürger fliegt vom spitzen Kopf der Hut,
In allen Lüften hallt es wie Geschrei,
Dachdecker stürzen ab und gehen entzwei
Und an den Küsten – liest man – steigt die Flut.

Der Sturm ist da, die wilden Meere hupfen
An Land, um dicke Dämme zu zerdrücken.
Die meisten Menschen haben einen Schnupfen.
Die Eisenbahnen fallen von den Brücken.

(1909–1911)

Nachweise

1 Eugène Ionesco (1973): Welch gigantischer Schwindel. München: Hanser, 1974.

2 Ioannidis, J. (2020): Infection fatality rate of COVID-19 inferred from seroprevalence data. Bulletin of the World Health Organization; Type: Research Article ID: BLT.20.265892. https://www.who.int/bulletin/online_first/BLT.20.265892.pdf (letzter Zugriff: 28.11.2020).

3 Batra, A. (2020): Covid-19 und seine Auswirkungen auf das Suchthilfesystem. Sucht 66 (4), 179–181.

4 https://www.bmi.bund.de/SharedDocs/downloads/DE/veroeffentlichungen/2020/corona/szenarienpapier-covid19.html (letzter Zugriff: 16.11.2020).

5 Watzlawick, P. (2007): Menschliche Kommunikation, Formen, Störungen, Paradoxien. 11., unveränderte Auflage, Bern: Verlag Hans Huber.

6 Wilde, O. (1889): Pen, Pencil And Poison. The Fortnightly Review 1/1889.

7 Ekman, P. und Friesen, W. V. (1978): Facial Action Coding System: A Technique for the Measurement of Facial Movement. Palo Alto, Calif.: Consulting Psychologists Press.

8 Harlow, H. (1959): Love in Infant Monkeys. In: Scientific American 200, June 1959, S. 68.

9 Erikson, Erik H. (1993) [1950]: Childhood and Society. New York, NY: W. W. Norton & Company.

10 Caillois, R. (1982): Die Spiele und die Menschen: Maske und Rausch. Übers. S. v. Massenbach. Frankfurt a. M.: Langen Müller, zitiert nach: Belting, H. (2014): Faces – eine Geschichte des Gesichts. München: C. H. Beck.

11 Mehrabian, A. und Wiener, M. (1967): Decoding of Inconsistent Communications. In: Journal of Personality and Social Psychology 6/1, S. 109–114.

12 LeDoux J. E. (1995): Emotion: Clues from the Brain. In: Annual Review of Psychology 46/1, S. 209–235.

13 https://www.fnp.de/ratgeber/gesundheit/coronavirus-hilft-mundschutz-experten-sagen-13613165.html (letzter Zugriff: 16.11.2020).

14 Hall, E.T. (1966): The Hidden Dimension. New York: Anchor Books.